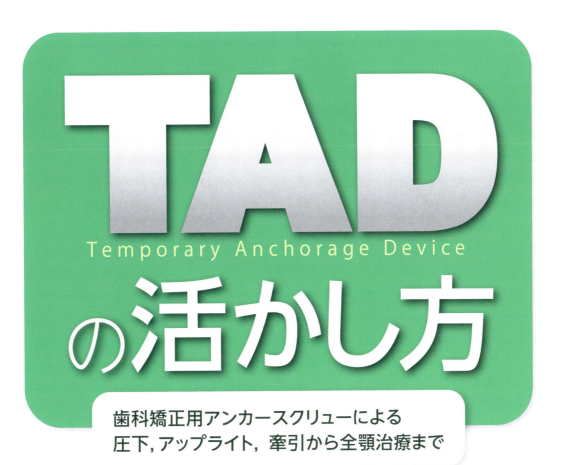

TAD の活かし方
Temporary Anchorage Device

歯科矯正用アンカースクリューによる
圧下，アップライト，牽引から全顎治療まで

著 金成雅彦

HYORON

推薦の言葉

　金成雅彦先生と知り合って，約20年が過ぎました．このたびの『TAD（Temporary Anchorage Device）の活かし方』の上梓に際し，心よりお喜び申し上げます．

　金成先生とは福岡市で毎月開催していた研修会で知り合い，その後，国内はもとより，欧米をはじめとする海外での研修・学会などに一緒に参加させていただきました．知り合った当時から変わらない先生の卓越した能力は，習ったことをすぐに実践され，結果を出される"行動力"だと思います．

　例会で症例発表するたびに，頭脳明晰で技術的なセンスのよさを持ち合わせた有望な若手の1人として，期待されていました．

　歯内療法，歯周治療，咬合治療，インプラント治療，矯正治療，その他すべてを含めた包括的歯科治療を実践し，各分野の専門医クラスの臨床結果を出し続けている一般臨床医はわずかでしょう．私の知る限り，金成先生はその数少ない優秀な先生方の1人であることに間違いないと思います．

　約15年前，金成先生と一緒に韓国大邱の慶北大学でDr. Hee Moon Kyoung教授主催の矯正（MIAシステム；Micro-Implant Anchorage System）研修会に参加し，多くの施術プロセスを目前でみせていただきました．

　それを機に金成先生は，それまで行っていた部分矯正，全顎矯正治療にTADを積極的に応用し，実践を継続され，成果を出してこられたことが本書になった，と考えています．本書は，開業医の先生方に"自分1人で包括的歯科治療を行ううえで避けて通れない矯正治療"の重要性を示唆しています．

　金成先生は，東京でTADを使用した矯正治療のコースを，中国・上海では歯周治療，矯正治療の4カ月コースを毎年開催され，いずれも人気の講習会となっているところです．

　今後も包括的歯科治療を実践される第一人者として，日々の研鑽とますますのご活躍を祈ると同時に，価値のある本書が多くの先生方に一読されることを期待いたします．

2019年7月

糸瀬正通

(近未来オステオインプラント学会 会長)

序文

　1991年に九州歯科大学を卒業した私は，山口市ご開業の鳥羽　隆先生の診療所において4年間代診として勤務させていただいた．鳥羽先生には，さまざまな治療内容に関する知識と技術をご教示いただいた．その折に何度も仰っていたことを思い出す．「歯科治療に関するすべての治療内容に対してオールマイティーであれ」．保存，歯周，矯正，補綴等，代診時代にすべてを網羅することは叶わなかったが，私が開業してからの目指すべき治療方針に，大きなご示唆を与えていただいたことは間違いない．

　1995年に防府市にて開業してから，まず取り組んだことは基本的な治療内容であった．歯内療法と歯周治療がいかに日常臨床を支えているかを痛感した．また，開業当初から興味のあった全顎矯正治療を，名古屋市の宮島邦彰先生にご教示いただく機会に恵まれた．矯正治療を進めるうえでのさまざまな疑問を解消していただくことで，私の矯正治療の症例数は飛躍的に増えていった．そんな中，宮島先生のお誘いで韓国の慶北大学にてMIAシステムの研修会に参加した．当時，日本においてはデンツプライ三金（現：デンツプライシロナ）のTAD（Temporary Anchorage Device）矯正も存在していたが，外科的侵襲の大きさなどから頻用されてはいなかった．MIAシステムを初めて目にした時，私は大きな驚愕を覚えたのを記憶している．日本では現在，松風からアブソアンカーⅢとして販売されており，その基本的治療システムに変化はない．帰国した後に早速臨床に取り入れたが，さまざまな疑問も生じていた．しかしその翌年に，福岡市でご開業の糸瀬正通先生のご提案により再び慶北大学矯正科にて研修を受ける機会に恵まれた．二度の幸運に恵まれた後には，私自身の矯正治療にTADが根付いたことは言うまでもない．

　日常臨床を進めるうえで，包括的アプローチをせざるを得ない症例にたびたび遭遇する．開業時から自ら矯正治療に取り組んできた経験を活かし，今では歯列不正を含めた総合的な診断および治療を日常的に行っている．TADを活用することで，矯正治療をよりシンプルかつ効率的に進めることが可能となった．

　本書をまとめるにあたり，代診時代にお世話になった鳥羽　隆先生，矯正治療のメンターである宮島邦彰先生，さまざまなご助言を頂戴した近未来オステオインプラント学会会長の糸瀬正通先生や北九州市でご開業の下川公一先生，JUC会長の水上哲也先生ならびにJUC会員の皆様に深く感謝申し上げます．

2019年7月

金成雅彦

Contents

推薦の言葉（糸瀬正通） 003
序　文 005

Part 1
TADを応用した矯正治療

Chapter 1　TADを使いこなすには？ 010

Chapter 2　圧下で咬合平面を改善したい 020

Chapter 3　アップライトしたい 028

Chapter 4　歯を遠心移動したい 040

Chapter 5　交叉咬合を改善したい 056

Chapter 6　埋伏歯の牽引と咬合平面の維持管理にも応用したい 066

COLUMN

①過度のトルクによりTADが破損した場合 019

②TADによるアップライト後にセクショナルアーチにて歯軸を是正した症例 039

③矯正治療によって生じた歯肉退縮のリカバリー 085

Part 2
TADを応用した包括歯科治療

Chapter 7 歯周病および大臼歯欠損症例にも応用したい ……………… 088

Chapter 8 欠損歯列におけるTADによる矯正治療と
インプラント治療の組み立て方 ……………… 098

本書のまとめ ……………… 112
INDEX ……………… 114
PROFILE ……………… 115

Troubleshooting

①TAD脱離の原因 ……………… 017

②TAD埋入時のトラブル ……………… 022

③歯根接触に関して ……………… 038

④全身疾患や患者の希望によりTADによる治療ができなかったら ……………… 047

⑤TADをどこに埋入すべきか迷う ……………… 063

⑥埋伏歯の挺出後に歯根が露出してしまった ……………… 082

⑦歯周病患者へのTAD埋入 ……………… 092

Part 1
TADを応用した矯正治療

Chapter 1

TADを使いこなすには？

　歯列不正が口腔内に及ぼす影響は計り知れない，と言ってもよいであろう．歯周病，う蝕，顎関節症，発音等にまで問題が生じる．また，生体にとって消化器官として最初の役割である咀嚼も，効率の悪さから全身に及ぼす影響があるであろう．さらに，審美的な観点から，患者の心理的側面にまで影響することも稀ではない．古くから多くの矯正歯科医は歯列不正を是正し，これらの問題の解決に取り組んできた．

　さまざまな新しい治療法が考案されると同時に矯正材料の開発も進み，両者を組み合わせた矯正治療法が，矯正治療そのものを容易かつ効率のよいものに変化させた．1970年代の初頭には，歯に対する接着セメントの開発によりダイレクトボンディングが普及し，矯正治療そのものが容易になり，1970年代後半には，形状記憶合金を応用することにより歯を効率よく移動させることが可能となった．

　矯正治療の方法は多岐に及ぶが，歯を動かすうえで必要となるのが「固定源」である．しかし，歯に固定源を求めた際には，固定源として設定された歯も動いてしまう．これを「固定源の消費」（アンカーロス）と言う．その固定源の消費を限りなく少なくし，被矯正歯を効率よく動かそうとするために固定源を歯以外の部位，つまり歯槽骨，顎骨，頭蓋骨（顎外固定）等に求めるが，その動かない固定源を「絶対的固定源」と呼称する．

　歯をより効率よく移動させるために，絶対的固定源を口腔内に設置しようと1945年にGainsforthら[1]は，Vitallium screwをイヌに植立し，スクリューの固定源としての可能性を初めて評価したが，矯正力は適応後16〜31日ですべて消失した．その後，多くの研究者によってさまざまな絶対的固定源が模索された．2000年前後には，その成功率も向上し，最終的には小さなスクリュータイプの固定源が頻用されることになった．

TADの種類／特徴

表1 TADの種類／特徴

商品名		販売会社	材質	植立方法	形状	直径	長さ
デュアル・トップ オートスクリューⅢ	JA・JB・JD・JK・JO・G1・G2スクリュー	プロシード	チタン合金	セルフドリリング・セルフタッピング	シリンダーテーパー	1.3mm	6, 8mm
						1.4mm	6, 8mm
						1.6mm	5, 6, 8, 10mm
						2.0mm	5, 6, 8, 10mm
	MIMスクリュー				テーパー	1.4mm	6, 8mm
						1.6mm	6, 8mm
ISA Advance／スフィア						1.6mm	6, 8, 10mm
						2.0mm	6, 8mm
B-max スクリュー		バイオデント	チタン合金	セルフドリリング	テーパー	1.4mm	6, 7, 8mm
						1.6mm	6, 7, 8mm
D-PAS JP スクリュー						1.6mm	6, 7, 8mm
						1.8mm	6, 7, 8mm
						2.0mm	5, 6, 7, 8, 12mm
ベクター TAS		カボデンタルシステムズ オームコジャパン	チタン合金	セルフドリリング セルフタッピング	テーパー	1.4mm	6, 8mm
						2.0mm	10, 12mm
OSAS ミニスクリューⅡ	Slot・M-OSAS・Cross Head・Cross Hole・DOS	安永コンピュータシステム	チタン合金	セルフドリリング セルフタッピング	シリンダーテーパー	1.6mm	5, 6, 7, 8, 9mm
	mini					1.3mm	5, 6, 7, 8mm
BENEfit System（スクリューのみ滅菌）						1.5mm	7, 9, 11mm
						2.0mm	7, 9, 11, 13mm
						2.3mm	7, 9, 11, 13mm
インデュース MS-Ⅱ		ジーシーオルソリー	チタン合金	セルフドリリング	テーパー	1.4mm	6, 7mm
						1.6mm	6, 7, 8mm
						1.8mm	6, 7, 8, 9, 10, 11mm
アブソアンカーⅢ		松風	チタン合金	セルフドリリング セルフタッピング	テーパー	1.3mm	5, 6, 7, 8, 10, 12mm
						1.4mm	5, 6, 7, 8, 10, 12mm
						1.5mm	5, 6, 7, 8, 10, 12mm
						1.6mm	5, 6, 7, 8, 10, 12mm
						1.7mm	6, 7, 8, 9, 10mm
						1.8mm	6, 7, 8, 9, 10mm
						2.0mm	5, 6, 7, 8, 10, 12mm

直径と長さは各種揃っているが，シリンダー形状よりもテーパー形状のほうが初期固定に優る[2]．材質は除去時のことを考え，骨と完全に骨性結合しにくいように合金性が望ましい．

　近年，絶対的固定源として歯科矯正用アンカースクリューが頻繁に使用されるようになってきた．日本においては2012年に厚生労働省への公知申請が認められて以来，各社の歯科矯正用アンカースクリューが薬機（事）承認されてきた．歯科矯正用アンカースクリューにはさまざまな呼び名があるが，本書ではTAD（Temporary Anchorage Device）と表記する．

TAD の適応症

- 現行では得られなかった絶対的固定源を必要とする症例
  例）抜歯症例で前歯部遠心移動時に臼歯の近心移動が許されない症例
- 歯の圧下
- 臼歯の近遠心または頬舌側移動を必要とする症例
- 歯列全体の遠心移動を必要とする症例
- TAD の使用で外科処置を回避できる顎変形症例

図1　日本矯正歯科学会（2012）[7]における TAD の適応症.

 易
1. 小さな歯の挺出
2. 大きな歯の挺出
3. 前歯の傾斜
4. 犬歯の遠心への傾斜
5. 臼歯の近心への傾斜
6. 臼歯の頬側または舌側への傾斜
7. 前歯の近心または遠心への歯体移動
8. 犬歯の近心への歯体移動
9. 前歯の舌側への歯体移動
10. 臼歯の遠心への傾斜
11. 犬歯の遠心への歯体移動
12. 臼歯の近心への歯体移動
13. 前歯の圧下
14. 臼歯の遠心への歯体移動
15. 臼歯の圧下
 難

図2　矯正治療における歯の移動の難易度[8].

TAD の種類と特徴

　各社の TAD には，それぞれ特徴があり材質や形状が異なっている（**表1**）．その特徴を活かして，個々の症例に適した製品を選択することも可能である．

　まず，TAD の直径と長さに関する考え方を列挙してみる．臼歯頬側歯槽部への植立に際しては，歯根の損傷を考慮すると直径1.5mm 以下，長さは6 mm が最も安全であり，口蓋側歯槽部では粘膜が厚いため長さ8 ～ 10mm が推奨されている[3]．また，直径1.2 ～ 2.0mm の TAD のうち，上顎骨では直径1.4mm のものが失敗する率が最も低く，下顎骨では直径1.4mm 以上のものが矯正的固定源として推奨されている[4]．皮質骨が薄い時には，直径の大きい TAD を選択するべきである，とも言われている[5]．つまり部位ごとに，TAD のサイズを慎重に選択することが重要となる．

　次に TAD の形状については，ラットを用いた実験により，テーパー形状のスクリ

TADの利点・欠点

表2 日本矯正歯科学会（2012）[7]におけるTADの利点・TADの欠点の要約（改変）

【利点】	【欠点】
・固定源の消費をなくすことができる ・顎外固定装置が不要，患者の負担軽減 ・**症例によっては**治療期間を短縮できる ・確実な固定源による矯正治療の簡素化 ・非抜歯治療の可能性の増大 ・大臼歯欠損症例の矯正治療 ・前歯部圧下による過蓋咬合の改善 ・臼歯部の圧下による開咬の改善	・埋入時の外科的侵襲 ・埋入後の炎症 ・**脱離および破損の可能性** （・除去時の外科的侵襲）

筆者による改変：治療期間の短縮の項目に『症例によっては』と追記，および欠点の項目に『脱離および破損の可能性』を追記．さらに，『除去時の外科的侵襲』はほぼ皆無と考えている．

ューはシリンダー形状に比較して骨への接触率が高い傾向がある，との報告がある[6]．ゆえに，シリンダー形状よりもテーパー形状のほうが初期固定に優る[2]とされている．筆者の選択基準であるが，テーパー形状のチタン合金で製作された直径1.4mm以上のTADを骨内に6〜8mm埋入し，上顎よりも下顎に長いサイズを選択している．

TADの適応症と利点・欠点（歯を固定源にした場合と比較して）

まず，日本矯正歯科学会によるTADの適応症を**図1**に提示する[7]．抜歯症例で前歯部遠心移動時に臼歯の近心移動が許されない症例などでは，以前はTPA（トランスパラタルアーチ），リンガルアーチ，顎外固定装置，リップバンパーなどを用いて上顎大臼歯の近心移動を防いでいたが，TADを用いた加強固定により臼歯の移動量を限りなく少なくできる．また従来，歯の移動の難易度は**図2**に示すとおりであったが[8]，TADの活用により歯の圧下が非常に容易になった．対合歯の欠損による上顎臼歯部の挺出を是正することは，歯質の保全を考慮するうえで非常に有意義なことである．しかし，下顎大臼歯部の圧下に関しては，その解剖学的条件により圧下方向のベクトルを設定することが困難になることもある．臼歯部の近遠心的なアンギュレーション（傾斜）や頰舌的なトルクのコントロール，いわゆる歯のアップライトも適応症となる．さらに歯列全体の遠心移動は，従来であれば顎外固定装置を用いたり，個々の歯の遠心傾斜を主体としたマルチループによる遠心移動であったが，TADにより歯の歯体移動を主体とした遠心移動が可能となった．

固定源を歯に求めた場合と比較してTADの利点・欠点を列挙する（**表2**）．まず，「固定源」つまり動かしたくないものを加強固定することにより，固定源の消費をなくすことが可能になる．TADを用いることで，従来そのような役割をしていた顎外固定装置が不要になる症例もあり，患者の着脱等の負担や審美的違和感等の心理的負担を軽減することができる．また，動かない確実な固定源を確保することにより，矯正治療を簡素化できる．

抜歯・非抜歯症例のボーダーライン上に位置していた症例も固定源の消費をなくすことにより，非抜歯治療の可能性が増大した．一方で，抜歯症例において歯を固定源にする場合，お互いの歯が相反固定となり抜歯空隙の閉鎖は容易に行えたが，大臼歯をTADにより固定すると小臼歯の移動量が多くなり，治療期間が長くなることがある．日本矯正歯科学会の歯科矯正用アンカースクリューガイドラインでは，「治療期間を短縮できる」とだけ明記[7]されているが，「症例によっては」と追記・改変した．強固な固定源となりうる大臼歯が欠損した症例や歯の圧下を行うには，確実な固定源と大きな矯正力が必要になるが，TADを利用すれば歯に対し容易に矯正力をかけることができる．

欠点としては，TADは生体に対する外科的侵襲であり，外科処置が禁忌である患者（たとえば，代謝性骨疾患や骨に対する放射線治療の既往がある患者など）には注意を要する．また，歯根や上顎洞および神経組織への侵襲の可能性も視野に入れておくべきである．

さらに，TADの脱離の問題についても注意すべきである．脱離の原因としては，まずセルフドリリング時の骨膜の損傷による炎症が挙げられる．TADが骨内に挿入される際に，骨膜上を滑走し損傷を与え，炎症を惹起させてしまうことがある．セルフタッピング時においては，パイロットドリルにて挿入窩を形成する際に，注水による冷却が適切に行われないと骨が火傷を起こし脱離の原因となる．注水する水は十分に冷却することが肝要である．また，TADを挿入する際の回転速度を遵守することも火傷を防ぐうえでは重要となる．

TADはあくまでも暫間的なものであることから，筆者はTADと骨はインテグレ

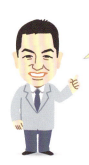

TADにより歯の圧下が容易になり，顎外固定装置や抜歯が不要となる症例も増える．

セルフドリリングによる植立手順

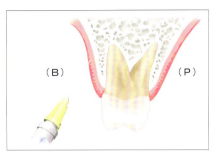

図3-1　歯根まで麻酔されないほどの少量（0.1〜0.3cc）の麻酔薬を刺入．

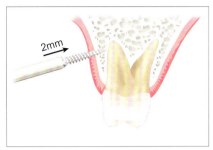

図3-2　TADを骨面に対し垂直に2mmほど埋入させる．

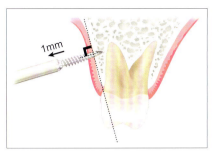

図3-3　TADを反時計回りに回転させ1mmほど引く．

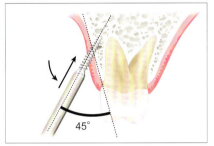

図3-4　骨面に対し45°の角度をつけて正回転にて埋入する．

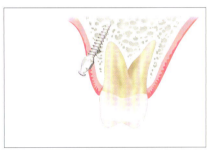

図3-5　必要深度までTADを埋入する．

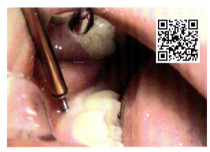

図4　ハンドドリリングドライバーによるTAD埋入の動画（セルフドリリング）．

ーション（骨性結合）を起こさないほうがよいと考えている．TADは骨内に6mm以上の長さが必要とされており[3]，長いほど脱離の可能性は低くなるが，埋入トルクが各メーカーの指示を超えると破損の原因にもなる．さらに，若年者に対するTADは埋入後3カ月以上経過してから荷重をかけないと脱離する可能性が高くなる，と言われている[8]．

植立手順

TADは外科処置であるので麻酔は必要であるが，0.1〜0.3ccほどの最小限の麻酔薬で十分である．これは，TADが歯根に接触した場合，根尖まで麻酔してしまうと患者が痛みを訴えないためである．植立位置は，術前に模型およびエックス線写真，必要があれば歯科用コーンビームCT（以下CBCT）による検査が重要であり，隣接歯根の近接していない部位を選択したい．また，遊離歯肉に植立すると術後の炎症の原因となりうるため，付着歯肉内に設定する．しかし，下顎の最後臼歯の遠心のように遊離歯肉内の植立を余儀なくされる場合には，TADにピッグテール*を連結する

＊ピッグテール：
小さな輪を製作したワイヤーであり，ブラケットやリンガルボタンに設置し，エラスティック等をセットする．

セルフタッピングによる植立手順

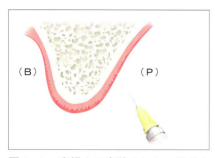

図5-1　歯根まで麻酔されないほどの少量（0.1〜0.3cc）の麻酔薬を刺入.

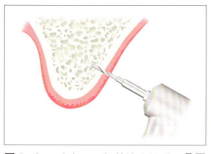

図5-2　パイロットドリルにて，骨面に対し垂直に皮質骨を貫通させる.

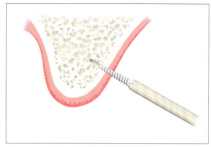

図5-3　パイロットドリルの孔に沿ってTADを埋入する.

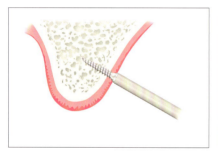

図5-4　必要深度までTADを埋入する.

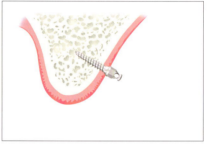

図5-5　TADヘッドのホールの向きを使用しやすい向きに合わせる.

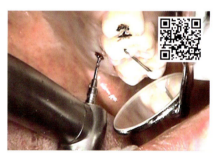

図6　セルフタッピングによるTAD埋入（動画は，パイロットドリル＋2種類のハンドインスツルメント）.

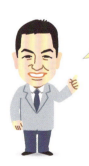

骨膜を含めた埋入部位の損傷を最小限にすることが，成功への鍵となる.

方法を推奨する.

　次に植立手順であるが，上顎頬側などの皮質骨の薄い部位に埋入する方法としてセルフドリリングがある．これは，麻酔後に直接手用インスツルメントで植立する方法で，**図3**に手順を提示した．まず，骨に対し垂直にTADで直接ドリリングし2mmほど埋入する．その後，反時計回りにて1mmほど引き抜き，45°の角度をつけて正回転にて最終深度まで植立する．このように埋入する理由は，歯根への接触を避けるために最初から45°の角度をつけると骨膜を損傷する恐れがあり，その炎症が波及しTADの脱落を招く懸念があるからである（**図4**）．

　下顎頬側や口蓋骨等の皮質骨が厚い部位への植立には，セルフタッピングが推奨さ

Troubleshooting ① TAD脱離の原因

1. **火傷**
   理由：セルフタッピング時のパイロットドリルの注水不備．およびTAD埋入時の回転速度が速い．
   対処：注水する水は十分冷やしておく．TAD埋入時に，メーカーの推奨する回転速度（例：松風，回転速度30回転／分，7N以下）を厳守する．
2. **炎症**
   理由：セルフドリリング時の骨膜の損傷．埋入後の歯周病菌による感染．
   対処：セルフドリリングの方法を遵守すること．埋入後のプラークコントロールに留意する．
3. **TADのサイズ**
   理由：部位によって長さや太さが合わない．
   対処：上顎骨には直径1.4mm，下顎骨は1.4mm以上．骨内に6mm以上の長さが必要とされている．
4. **若年者**
   理由：埋入後即時荷重をしたため．
   対処：若年者に対するTADは，埋入後3カ月以上経過してから荷重をかける[8]．

れる．これは，TADの植立前にパイロットドリルにてイニシャルホールを形成し，そこにTADを植立する方法である（図5）．基本的には骨面に対して垂直に植立する．パイロットドリルの回転数等は各メーカーによって異なるので，留意する必要がある（図6）．

除去手順

TADを除去するには反時計回りに回転させる．生体組織に埋入していくのではないので，筆者は通常無麻酔下で行っている．もちろん，粘膜下に埋没したTADを除去する際には，麻酔下での切開と，必要があれば縫合処置も行う．なお，植立時の方向ではなく牽引方向に傾斜している場合もあるため，除去時には植立方向に留意する必要がある．

患者個々の解剖学的特徴を把握する

TADの基本的な考え方（適応と意義）とその手順について述べた．特に注意が必要なことは，患者個々の解剖学的特徴を踏まえてプランニングすることである．また，矯正力がピンポイントに働くため，そのベクトル方向に留意することが肝要と感じる．繰り返しになるが，術前に模型およびエックス線写真，必要があればCBCTでの検査も推奨する．TAD埋入時に隣接歯根に違和感を訴えた場合には，ただちに埋入を中止しエックス線写真による術中の検査が必要になる．TADの先端が歯根に触れている恐れが認められた場合には，TADをいったん除去し，埋入位置を5mm

以上離れた位置に再埋入するか，もしくは3カ月以上経過した後に，同じ位置に埋入方向を変えて処置する．

Chapter 1 の参考文献

1) Gainsforth BL, Higley LB : A study of orthodontic anchorage possibilities in basal bone. Am J Orthod Oral Surg, 31 : 406-417, 1945.
2) Wilmes B, Ottenstreuer S, Su YY, Drescher D : Impact of implant design on primary stability of orthodontic mini-implants. J Orofac Orthop, 69 (1) : 42-50, 2008.
3) Deguchi T, Nasu M, Murakami K, Yabuuchi T, Kamioka H, Takano-Yamamoto T : Quantitative evaluation of cortical bone thickness with computed tomographic scanning for orthodontic implants. Am J Orthod Dentofacial Orthop, 721 : e7-e12, 2006.
4) Wu TY, Kuang SH, Wu CH : Factors associated with the stability of mini-implants for orthodontic anchorage : a study of 414 samples in Taiwan. J Oral Maxillofac Surg, 67 (8) : 1595-1599, 2009.
5) Miyawaki S, Koyama I, Inoue M, Mishima K, Sugahara T, Takano-Yamamoto T : Factors associated with the stability of titanium screws placed in the posterior region for orthodontic anchorage. Am J Orthod Dentofacial Orthop, 124 : 373-378, 2003.
6) Yano S, Motoyoshi M, Uemura M, Ono A, Shimizu N : Tapered orthodontic miniscrews induce bone-screw cohesion following immediate loading. Eur J Orthod, 28 : 541-546, 2006.
7) 日本矯正歯科学会：歯科矯正用アンカースクリューガイドライン．2012.
8) Motoyoshi M, Matsuoka M, Shimizu N : Applications of orthodotic mini-implants to adolesents. Int J Oral Maxillofac Surg, 36 : 695-699, 2007.
9) Kadioglu O, Büyükyilmaz T, Zachrisson BU, Maino BG : Contact damage to root surfaces of premolars touching miniscrews during orthodontic treatment. Am J Orthod Dentofacial Orthop, 134 : 353-360, 2008.
10) Holm L, Cunningham SJ, Petrie A, Cousley RR : An *in vitro* study of factors affecting the primary stability of orthodontic mini-implants. Angle Orthod, 82 : 1022-1028, 2012.
11) Takaki T, Tamura N, Yamamoto M, Takano N, Shibahara T, Yasumura T, Nishii Y, Sueishi K : Clinical study of temporary anchorage devices for orthodontic treatment-stability of micro/mini-screws and mini-plates : experience with 455 cases. Bull Tokyo Dent Coll, 51 (3) : 151-163, 2010.
12) Kyung HM, McNamara JA Jr, et al（山本照子ほか訳）：実践 インプラント固定による矯正歯科治療．砂書房，東京，2006.
13) TM Graber, Swain BF (editors) : Current orthodontic concepts and techniques. Second edition, WB Saunders Company, Philadelphia, 1975.

COLUMN① 過度のトルクによりTADが破損した場合

　　TADのメーカーによって決められたトルク値を遵守する必要がある．解剖学的要件により皮質骨の厚みがそれぞれの部位によって異なり，個々の患者によってもその差異は生じてくる．インプランター Neo Plus（ナカニシ社／京セラ社）などによってトルク値を設定すれば，TADの破損を未然に防げるが，ハンドドライバーによって埋入する場合には注意を要する．**Chapter 1**で述べたセルフドリリングの場合には，ある程度の経験が要求されるかもしれない．埋入前にパイロットドリルにて皮質骨を貫通させるセルフタッピングでは，その危険度を減少させることが可能となる．

　いずれにせよTADが破損した場合には，即時に除去することが肝要であろう．骨内で破損したTADを除去するには，ピエゾ機器や回転切削器具等を活用する必要がある．除去当日に，異なる部位への再埋入も可能であるが，その際には最初に埋入した部位から炎症が波及しないように，5mm以上離れた部位を選択すべきである．同部位に再埋入する場合には，3カ月以上の治癒期間を設定したい．

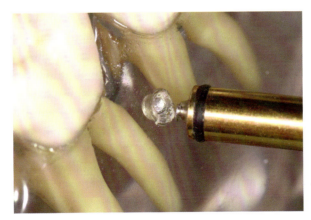

メーカー指定のトルクを大きく逸脱した力をかけるとTADは破損する．

Chapter 2

圧下で咬合平面を改善したい

　TADによるLOT（Limited Orthodontic Treatment）の中で最も効果的な治療法となる「圧下」について述べる．Chapter 1でも述べたが，「圧下」は矯正治療において難易度が高い治療法であった．しかしTADの活用により，比較的容易な治療法になったと言える．TADを利用しない従来の治療法では非常に難しかった圧下の症例を，より短期間に，より単純な治療法で施術できるようになった．

適応症と圧下のための埋入部位

　圧下を必要とする症例として臨床で多く遭遇するのは，対合歯が欠損もしくはう蝕，あるいは医原的な原因で咬合面が長期にわたり崩壊しており，それに伴い対合歯が咬合平面を逸脱して挺出している場合である．挺出している部分を削合し補綴処置に移行することも考えられるが，歯に対する侵襲度を考慮するならば，歯を圧下することが第一選択となるであろう．

　このような症例は臼歯部に多くみられる．上顎大臼歯部の圧下は下顎大臼歯部の圧下と比較すると割合容易であるが，下顎大臼歯部では下顎骨の骨密度が高く，より圧下力が必要となる．加えて，下顎大臼歯部の舌側にTADを埋入すると舌に大きな違和感が生じる．頰側に至っては，頰棚の角度が遠心ほど水平に近くなり，垂直的な圧下力を歯に加えることが困難になってくる．

CASE 1：TADを用いて大臼歯部を圧下した症例

　患者は14歳，男性．主訴は下顎右側大臼歯部のう蝕処置であった（図1-1）．歯冠部が崩壊してから長期間経過しているため，上顎右側大臼歯部が挺出している．現状の歯の位置関係のままであれば，下顎右側大臼歯部の補綴処置のために対合歯歯冠の

CASE 1　TADを用いて大臼歯部を圧下した症例

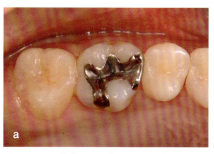
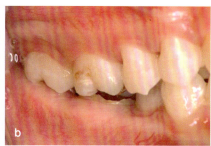
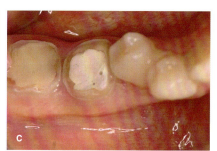

図1-1　患者は14歳，男性．主訴は下顎右側大臼歯部のう蝕処置．下顎右側大臼歯部の歯冠部が崩壊し，上顎右側大臼歯部が挺出している．

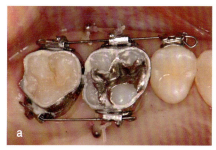
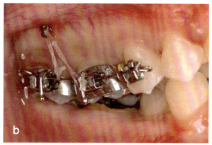

図1-2　7̲6̲|間の頬側および口蓋側にTADを埋入し，片側150gの圧下力をかけた．

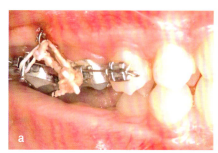
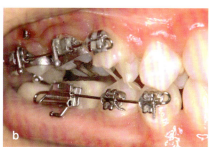

図1-3　右側臼歯部にクリアランスを確保後，5̲|の頬側へのアップライトを開始した．

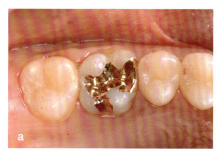
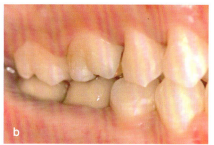

図1-4　最終補綴物を装着した．圧下した上顎右側臼歯部は，6̲|のインレーを再修復するのみにとどまった．

　大幅な削合は免れない．そこで，保護者と本人にTADによる上顎大臼歯部の圧下を提案し，同意を得た．
　圧下量の大きい7̲6̲|間の頬側および口蓋側に骨内6mmのTADを埋入し，片側150gの圧下力をエラスティックにより付与した（図1-2）．5カ月後には5̲|も含めたクリアランスを十分に確保した．そこで，|7̲6̲にプロビジョナルをセットし，5̲|

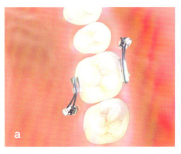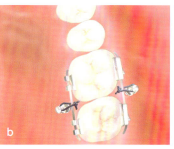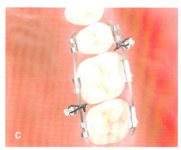

図2　上顎臼歯部における1歯から3歯までの圧下方法.
a：1歯の場合，b：2歯の場合，c：3歯の場合
頰側と口蓋側にワイヤーを設置することにより，トルクコントロールが可能になる．

の頰側へのアップライトを開始した（図1-3）．図1-4に最終補綴物を装着した状態を示す．局所的な咬合平面の乱れは解消され，圧下した右上臼歯部は 6| のインレーを再修復するのみにとどまった．

　ここで，上顎大臼歯部における1歯から3歯までの圧下方法の一例を図2に示す．上顎洞底までの距離が頰側と口蓋側では差がある場合や，歯根の形態や長さ等の解剖学的要件から，頰側と口蓋側では必要な圧下力に差が生じる．図2の方法ならば，頰側と口蓋側それぞれに個別の圧下力の付与が可能である．つまり，トルクコントロールが可能となる．

　一方で，TADを用いるが，簡易的な方法で施術した場合（図3・図4），たしかに歯は圧下されるが，頰舌的なトルクのコントロールができないため大きな問題になることがある．また埋入位置については，歯の平均的な位置関係から図5のように歯頸部から約8mmの位置で付着歯肉内に設定するが，術前のエックス線写真等による精査が必須である．

Troubleshooting ② TAD埋入時のトラブル

1．セルフドリリングでは骨内にスクリューが埋入できない
　皮質骨の硬度が高かったり厚みがある場合には，セルフタッピングに早急に切り替え，組織の挫滅を最小限にとどめる．
2．埋入している途中で患者が痛みを訴えた
　麻酔の効果が不足していることよりもTADの先端が歯根に近接している可能性が高いので，エックス線写真での確認と，再埋入時には5mm以上離れた位置を選択する．
3．TADが破折した
　ピエゾ機器等を用いて除去する．TADのメーカーが指定したトルク値を遵守することが必要である．
4．初期固定が得られない
　脱離する可能性が高いので，再埋入を検討する．
5．埋入時に粘膜を巻き込みそうになった
　埋入位置を付着歯肉内に移動するか，もしくは歯肉をわずかに切開・剥離してから埋入する．

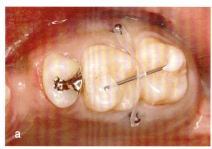
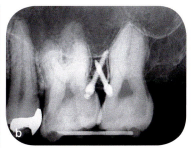
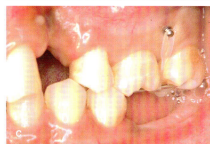
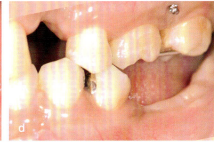

図3 圧下の簡易的な方法．単に咬合面にワイヤーを設置して圧下力をかけたり，エラスティックにより圧下する．しかし，頰舌的なトルクコントロールができないことは大きな問題となる．

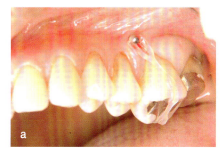
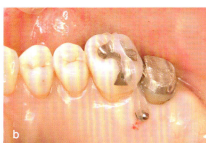
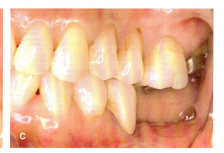

図4 圧下の簡易的な方法．わずかな圧下であれば，治療法として選択は可能．

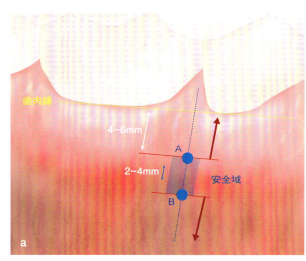
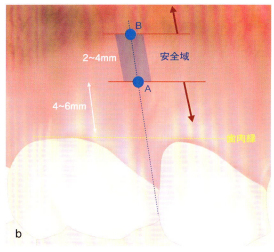

図5 TAD を埋入できる平均的な安全域．歯頸部から 8 mm 前後が推奨される．

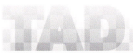

CASE 2　TADを用いて前歯部を圧下した症例

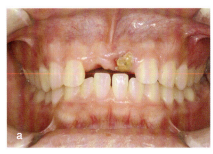
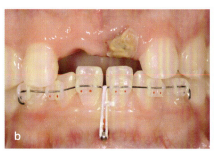
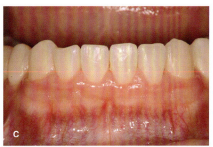

図6　患者は16歳，男性．3年前に交通事故により 1|1 を打撲．長期にわたる咬合の不安定により，下顎前歯部が挺出してきたため 1|1 間に TAD を埋入し，圧下した．

CASE 2：TADを用いて前歯部を圧下した症例

　患者は16歳，男性．3年前に交通事故により 1|1 を打撲した既往がある（図6-a）．レジンによるポンティック等で暫間固定していたが，脱離したため当院に来院した．長期にわたる咬合の不安定により下顎前歯部が挺出していた．上顎前歯部の補綴前処置として，TADによる 3+3 の圧下を含めたLOTを施術することになった（図6-b）．TADを利用しなければ矯正範囲をさらに拡げざるを得ないであろう．TADを用いた上下顎前歯部の圧下は，歯に対する圧下力のベクトル方向を効率よくかけやすく，また単根であることから容易に圧下させることが可能である（図6-c）．

圧下による咬合平面の改善

　局所的な咬合平面の改善に関しては前述した．正面からの矢状面に対する咬合平面の乱れに関しても，TADを活用した歯の圧下により改善させることが可能な症例もある．

　たとえば，遺伝的な要素を多く含んだ先天的な原因，咬合習癖による片側的咬合面の磨耗や顎関節の不均等な成長，もしくはう蝕や悪習癖による骨格の歪み等の後天的な要素が原因で咬合平面が乱れることがある．その挺出している歯を左右均等な平面に修正すべく圧下させていく．その後はエングラム[2]＊によって顎関節を押し込んでいた力が解放され，適切な下顎位を模索しながら上下顎の咬合を確立させていく．

CASE 3：TADを用いた圧下により咬合平面を改善した症例

　患者は54歳，女性．主訴は前歯の歪みの是正であった（図7-1）．全顎的な矯正治療の必要性を伝え，そのための絶対的固定源としてTADについて詳しく説明し，患

> ＊エングラム：
> 　機能的咬合系の保護反射（逃避反射）や条件反射により構築された顎運動パターンであり，わずかな早期接触や咬頭干渉に対して成立する．

CASE 3　TADを用いた圧下により咬合平面を改善した症例

図7-1

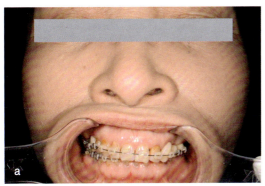

a：患者は54歳，女性．主訴は前歯の歪み．20代の頃から徐々に歪んできた．
b：2|3 間，|5 6 間に TAD を埋入し，圧下力をかけた．
c：左側上顎の歯列が圧下され下顎の歯が正面から可視でき，上下のワイヤーが平行になってきた．
d：上顎の歯列が左右の眼のラインと平行になってきた．
e：Ⅱ級エラスティックにより前歯部の前突感が解消された．
f：最終プロビジョナルセット時．
g：最終補綴物セット時．患者は前歯の歪みや前突感が解消され，満足された．

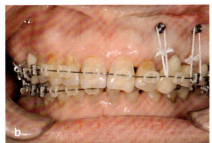
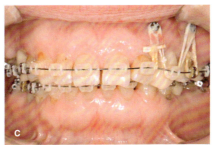
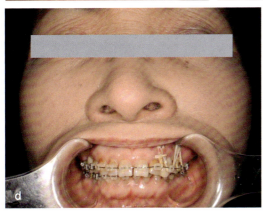
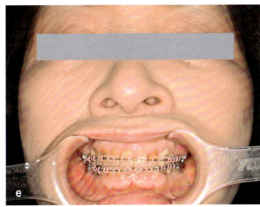
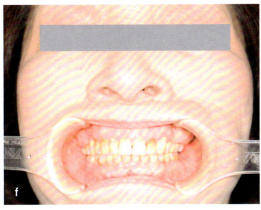
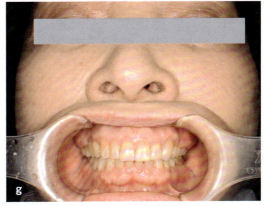

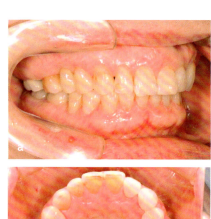
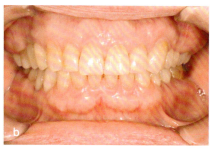
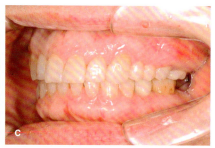
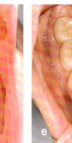
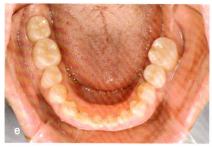

図7-2　治療終了後の口腔内写真．犬歯によるM型の側方ガイドを設定し，早期な臼歯離開咬合を確立した．下顎左側臼歯部は，上下の咬合状態から短縮歯列とした．

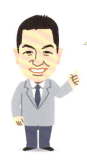

TADにより歯を容易に圧下させ，治療ステップの簡素化と治療期間の短縮が可能になる．

者とのインフォームドコンセントを確立した．TADを活用しない矯正治療であれば，ワイヤーの弱い圧下力に加え，Ⅱ級エラスティックによる臼歯部の挺出と下顎位のコントロールによる咬合平面の是正を行う．しかし，CASE 3のようにTADを活用して早期に左側前歯部の挺出を是正しエングラムを解除すれば，Ⅱ級エラスティックによる上顎前歯部の前突感の解消も早期に解決することができる．

TADにより大臼歯の圧下が容易に

大臼歯の挺出は咬合平面の乱れを伴い，理想的な咬合機能を確立させるうえでは大きな弊害となることが多い．咬合調整や補綴処置のみで改善させることが，患者の利益となるのであれば異論はない．しかし，歯質の可及的な保存を目指すMIの観点から考えれば，矯正治療の役割は大きな意義を伴うであろう．

従来，LOT（Limited Orthodontic Treatment，局所的な矯正治療），COT（Comprehensive Orthodontic Treatment，全顎的な矯正治療）において大臼歯を圧下させることは非常に困難であった．しかしTADの応用により，圧下に対する観念

が大きく変化し，矯正治療そのものが簡略化できるようになった．COT での対応をせざるをえなかった症例を LOT での対応が可能になったり，COT の治療法に TAD を組み込むことにより効率的に歯の移動が可能になった．日常臨床の中で大臼歯が挺出している症例に対応する場合，補綴処置前にぜひ TAD を用いた矯正治療を一考していただきたい．

Chapter 2 の参考文献

1) Kyung HM, McNamara JA Jr, et al（山本照子ほか訳）：実践 インプラント固定による矯正歯科治療. 砂書房, 東京, 2006.
2) 小出 馨：補綴臨床 別冊 臨床機能咬合学 Functional Occlusion ―咬合の 7 要素によるオクルージョンの臨床. 医歯薬出版, 東京, 2009.
3) Holm L, Cunningham SJ, Petrie A, Cousley RR：An *in vitro* study of factors affecting the primary stability of orthodontic mini-implants. Angle Orthod, 82 (6)：1022-1028, 2012.
4) Wu TY, Kuang SH, Wu CH：Factors associated with the stability of mini-implants for orthodontic anchorage：a study of 414 samples in Taiwan. J Oral Maxillofac Surg, 67 (8)：1595-1599, 2009.
5) Takaki T, Tamura N, Yamamoto M, Takano N, Shibahara T, Yasumura T, Nishii Y, Sueishi K：Clinical study of temporary anchorage devices for orthodontic treatment-stability of micro/mini-screws and mini-plates：experience with 455 cases. Bull Tokyo Dent Coll, 51 (3)：151-163, 2010.
6) Motoyoshi M, Matsuoka M, Shimizu N：Application of orthodontic mini-implants in adolescents. Int J Oral Maxillofac Surg, 36 (8)：695-699, 2007.

Chapter 3

アップライトしたい

　日常臨床において歯列不正として最も多く遭遇するのが「叢生」である．その次に多いのが「傾斜」で，近遠心的な傾斜と頰舌的な傾斜がある．

　歯の果たす役割はさまざまあるが，歯を含めた口腔全体は消化器官として重要な役割を担っている．食物を咀嚼するには口腔周囲筋による咬合力が働き，歯がその力を伝達して食物を粉砕する必要がある．そのため，歯はその機能圧に耐えなければならない．歯が咬合平面に対し25°傾斜すれば，直立している場合よりも垂直方向の機能圧に対する抵抗能力は1/2〜1/3低下する，と言われている[2]．歯の傾斜を是正し，咬合平面に対し可能な限り直立させることで，咀嚼力は改善し，QOLの維持向上に大きく寄与できるであろう（図1）．

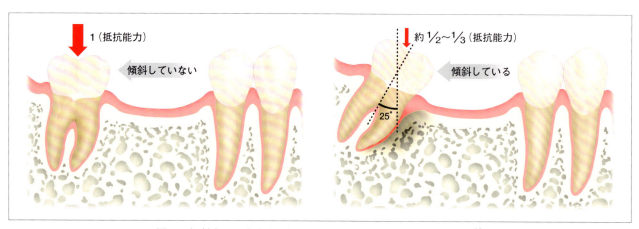

図1　傾斜歯の垂直方向の機能圧に対する抵抗能力の違い（文献[2]より）．

アップライトスプリングによるアップライト

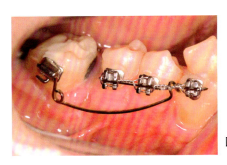

図2-1　アップライトスプリングによるアップライト．

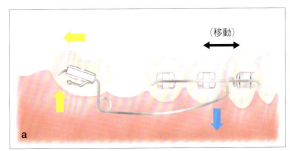 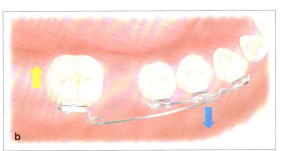

図2-2　アップライトスプリングによる力の作用（黄色は矯正力，青色は反作用）．
a：頬側からみた力の作用．b：咬合面からみた力の作用．

歯の傾斜の原因

　傾斜の原因としては，先天的および後天的な原因がある．先天的な原因としては，永久歯胚の位置異常，萌出方向の異常，顎骨と歯の大きさの不調和，過剰歯の存在，乳歯の晩期残存などがある．治療法としては，歯の萌出期であればその原因を排除し萌出誘導を開始する．萌出完了期以降であれば，顎骨と歯の大きさの不調和の解消と歯列不正の是正を行う．

　後天的な原因として頻発するのは，隣接面う蝕もしくは歯の喪失による隣在歯の傾斜であろう．歯は空隙歯列弓が維持されている以外は，Anterior Component Force[*]により自然と近心に移動するわずかな力を持っている．それゆえ，何らかの原因で近心に空隙が生じると歯は傾斜する．また，歯周病による支持骨の喪失や二次的な原因として歯の咬耗も考えられる．

＊Anterior Component Force：
歯は萌出と共に近心方向に移動するわずかな力を持っており，それゆえ舌圧，頬粘膜圧，唇圧のニュートラルな位置に排列し，適切な隣接面コンタクト圧が成立する（文献[8]より）．

アップライトスプリングによるアップライト

　歯が近心傾斜している場合，従来はアップライトスプリングやLループなどのセク

Lループによるアップライト

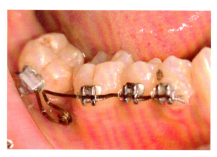

図3-1　Lループによるアップライト.

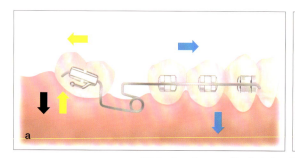
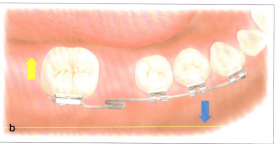

図3-2　Lループによる力の作用.
　a：頬側からみた力の作用．b：咬合面からみた力の作用．

ショナルアーチ，またはオープンコイルを用いてきた（図2〜図4）．まず，アップライトスプリングによる歯への力学的な作用について考えてみる（図2）．

　頬側面からみた力の作用は図2-2-aに示すようになる．つまり下顎の第二大臼歯を被矯正歯とした場合，遠心に移動するものの挺出力がかかる．その反作用として，固定源として設定した近心3歯には圧下力がかかる．これを咬合面からみると，第二大臼歯に対する挺出力は歯根2/3を中心にして頬舌方向に対する回転力として作用するため，舌側方向への傾斜力として作用する．また，固定源に対しての圧下力は被矯正歯とは逆に頬側方向への傾斜力として作用する．

　つまり，アップライトスプリングの脚の長さをできるだけ長く設定することと，被矯正歯に対する頬側方向へのトルクコントロールが必須となる．

Lループによるアップライト

　次に，Lループによる歯への力学的な作用について考えてみる（図3-1）．頬側面からみた力の作用は図3-2-aに示すようになる．つまり下顎の第二大臼歯を被矯正歯とした場合，遠心に移動するものの挺出力がかかる．それに対する反作用として

オープンコイルスプリングによるアップライト

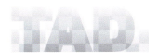

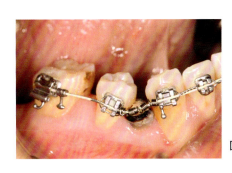

図4-1 オープンコイルスプリングによるアップライト.

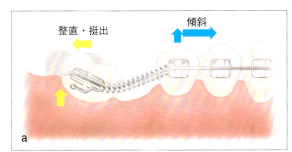
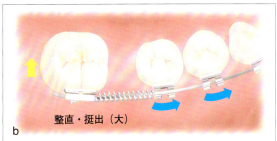

図4-2 オープンコイルスプリングによる力の作用.
a：頬側からみた力の作用. b：咬合面からみた力の作用.

　固定源の歯に近心移動の力が働き，また圧下力がかかる．この力は咬合面からみると頬側方向への傾斜力としても作用する．第二大臼歯を挺出させないようにするためには，黒い矢印に示すように第二大臼歯を圧下させるような力をLループに付与する必要があるが，固定歯への圧下の力はさらに増大する．

　さらに，咬合面からみた図3-2-bのように第二大臼歯には舌側方向への傾斜力がかかるため，頬側へのトルクコントロールが必要になる．そして，その反作用として固定歯に対しては，舌側への傾斜力がかかるために前述の頬側方向への傾斜力とある程度相殺される．

オープンコイルスプリングによるアップライト

　次に，オープンコイルスプリングによる歯に対する力学的作用について考えてみる（図4）．力の作用としては前述の2通りの方法よりもシンプルであるが，固定源に近心方向への力が大きく作用する．そのため，固定源の近心部位（前歯部）に叢生が存在する場合には注意を要する．また，その作用が頬側方向へのベクトルとしても作用する点にも留意したい（図4-2-b）．被矯正歯には，遠心へのアップライトと挺

TAD によるアップライト

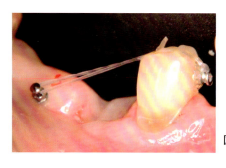

図5-1　TADによるアップライト.

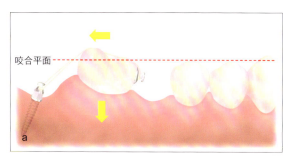
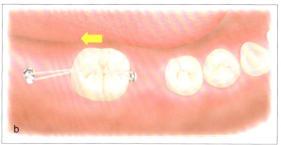

図5-2　TADによる力の作用.
　　　a：頬側からみた力の作用．b：咬合面からみた力の作用．

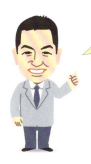

> TADの植立自体は容易だが，力のベクトルを考えて植立位置を精密に診断する必要がある．

出力が強く作用しやすい．この治療法を選択する場合には，必要とされるアップライト量が少ない症例を選択し，被矯正歯の定期的な咬合調整が必須であろう．

TADによるアップライト

　最後に，TADによる歯に対する力学的な作用について考えてみる．頬側面からみた力の作用は図5-2-aに示すようになる．つまり被矯正歯である下顎の第二大臼歯は遠心に移動するが，その際にTADの植立位置が作用点であるリンガルボタンよりも咬合平面に対して低い位置に設定されていれば，被矯正歯に対して圧下させるベクトルが作用するため，歯のアップライトによって生じる挺出力を少しでも抑えることが可能となる．図5-1のTADの植立位置に注目していただきたい．付着歯肉内のできるだけ咬合平面から低位な位置が選択されている．

CASE 1　TADを用いて 5| をアップライトした症例

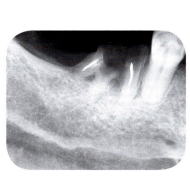
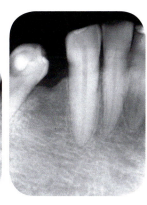

図6-1　6|は残根状態，4|は欠損し5|が近心傾斜している．

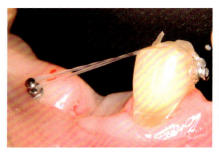
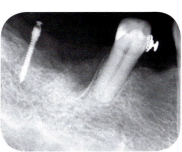

図6-2　TADを付着歯肉内のできるだけ咬合平面から低い位置に植立した．

　また，前述の2つの治療法には必ず反作用による固定源の消費（アンカーロス）が出現するが，TADの場合には固定源を歯槽骨もしくは顎骨に求めるため，被矯正歯以外の歯には矯正力がかからなくて済む．また，図5-2-bのように咬合面からみた被矯正歯はシンプルに遠心へ移動するが，その方向はTADを植立した方向へピンポイントに力のベクトルが決定されるため，TADの植立位置を精密に診断し正確に植立する必要がある．Chapter 1に基本的なTADの植立方法を解説したが，植立そのものは容易であるものの，そこに至るまでの診断と植立位置の決定が非常に重要であることをご理解いただきたい．

TADを用いたアップライトの症例

CASE 1：TADを用いて 5| をアップライトした症例

　患者は65歳，男性．主訴はう蝕処置．6|は残根状態で抜歯の適応であった（図6-1）．治療計画としては，患者とのインフォームドコンセントを確立したうえで，64|部にインプラント補綴を施術することになった．インプラント植立の術前処置として，TADを利用した5|の遠心へのアップライトを行った（図6-2）．

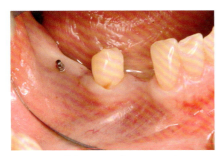
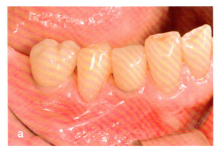
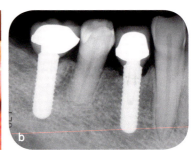

図6-3 5̲のアップライトが完了し，4̲部にインプラント補綴のための十分な歯間空隙を確保できた．

図6-4 欠損部である6̲4̲部にインプラント補綴が完了した．審美的にも機能的にも患者の満足を得ることができた．

　TADを植立する際，咬合平面に対してできるだけ低い位置であること，術後の炎症を回避する目的で付着歯肉内であること，また，植立位置については遠心へのアップライトのベクトル方向に留意して選択した．アップライト開始から3カ月後の口腔内写真を図6-3に提示する．4̲部にインプラント補綴を行うための十分な歯間空隙が確保された．

　6̲4̲部に対しインプラント補綴を終了した時点の口腔内写真とエックス線写真を図6-4に提示する．機能的，審美的に患者の満足は得られたが，5̲の歯冠歯根比から今後のメインテナンスの重要性を感じる治療結果となった．

CASE 2：TADを用いて7̲をアップライトした症例

　患者は41歳，女性．主訴はう蝕処置．6̲が欠損しており，患者の希望によりインプラント補綴を施術することになった（図7-1）．初診時に7̲が近心傾斜しており，この状態ではインプラントの植立ができないこと，さらに7̲の垂直方向の機能圧に対する抵抗能力が低いことを説明し，インプラント植立の術前処置として7̲のアップライトを選択した．

　TADによるアップライト開始から5カ月後には，インプラント植立に必要な歯間空隙を十分確保できたため（図7-2），6̲部には上顎洞粘膜への傷害を避ける目的でインプラントをやや傾斜埋入した（図7-3）．その際，7̲の近心に骨欠損が認められたため歯周組織再生療法も同時に施術した．最終補綴物装着後の口腔内写真とエックス線写真を図7-4に提示する．歯の近遠心的な萌出方向が整い，機能圧に対する抵抗能力が高くなったと考える．

CASE 2　TADを用いて7をアップライトした症例

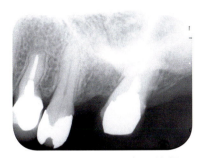

図7-1　長期にわたり6が欠損していることにより，7が近心傾斜している．

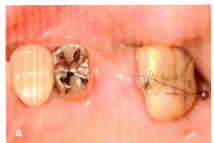
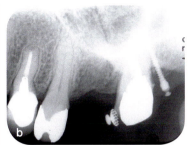

図7-2　アップライト開始から5カ月後の状態．7の歯根は整直し，6部の理想的な位置にインプラントの植立が可能となった．

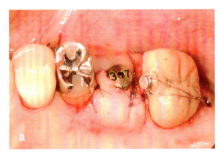
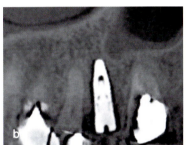
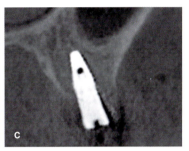

図7-3　CBCTによる術前の診査により，ルートフォームのインプラントの先端をわずかに傾斜させることで上顎洞粘膜を避けて植立できた．

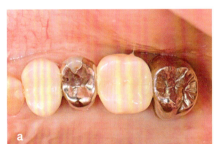
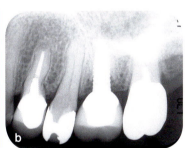

図7-4　最終補綴物装着後の口腔内写真とエックス線写真．

CASE 3　TADを用いて7┘をアップライトした症例

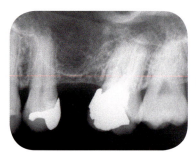

図8-1　患者が6┘の欠損部位のインプラント補綴を希望するが，7┘が近心傾斜しており，歯間空隙が狭くなっている．6┘の上顎洞底も低位にあり，インプラント補綴のためにはサイナスフロアーエレベーションが適応となる．

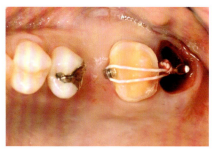

図8-2　8┘の抜歯と同時に抜歯窩遠心壁にTADを植立し7┘のアップライトを開始した．

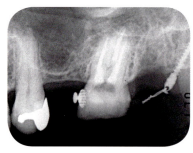

図8-3　抜歯窩遠心壁から8mmの深さまでTADが埋入され，ピッグテールが結紮されているのが確認できる．

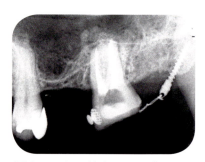

図8-4　7┘は遠心にアップライトされ6┘にインプラントを植立できる間隙が確保できた．8┘の抜歯窩は骨化してきている．

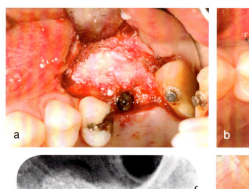

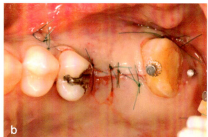

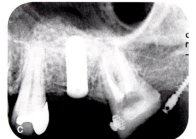

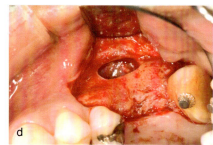

図8-5　6┘にサイナスフロアーエレベーションとインプラント同時埋入を施術した．

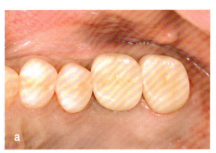
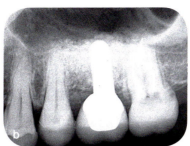

図8-6 6̲に上部構造をセットした時の口腔内写真とエックス線写真．補綴物の近遠心的なバランスが保たれていることが認められる．

CASE 3：TAD を用いて7̲をアップライトした症例

患者は37歳，男性．主訴は「左上の歯のないところに歯を入れてほしい」とのことであった．6̲の上顎洞底が低い位置にあり（図8-1），8̲の移植が困難であることから，患者には，最終的な補綴治療に関して，固定性ブリッジかインプラント補綴を堤示したところ，患者はインプラント補綴を希望した．

そこで，まず8̲を抜歯し，抜歯窩の遠心壁に骨内8mmのTADを植立し，7̲の近心面にリンガルボタンを設置したのちに，根尖方向へのベクトルを意識した状態での遠心方向への牽引を開始した（図8-2・図8-3）．4カ月後に6̲にサイナスフロアーエレベーションとインプラント同時埋入を施術した（図8-5）．6カ月後にインプラント上部構造をセットし，6̲の解剖学的な歯の近遠心幅径が再現されたことが確認できた．

さまざまなアップライトの治療法を身に付けるべき

傾斜した歯をアップライトさせることにより，個々の歯の予知性を高め，一口腔単位としての咀嚼機能の充実と咬合力の増加を図ることが，患者自身のQOLの向上に繋がることに異論はないであろう．アップライトにはさまざまな治療法が存在するが，今回はアップライトスプリング，Lループ，オープンコイルスプリングおよびTADを用いた治療法，そして個々の治療法における力学的な観点からその利点と欠点について考察してみた．

提示した症例は，なるべく単純な治療法にて完結しているものを選定した．症例によっては，複数の手技を組み合わせて治療する必要がある場合もある．実際の臨床においては，1つの治療法のみの対応では満足のいく治療結果に結び付かないことのほうが多い．それぞれの症例に対して適切な治療法を選択できるように，術者はさまざまな治療法による対応を可能にしておく必要を感じる．

Troubleshooting ③ 歯根接触に関して

1．術前の麻酔
　術前は粘膜下麻酔のみに限定し，薬量は0.1～0.3ccにとどめる．患者が痛みを感じないと，TADが歯根に近接したことを気づくことができないため，歯根膜まで麻酔が行き届かないようにする．

2．術前の検査
　術前のエックス線写真，もしくはCBCTによる解剖学的検査は必須であり，歯根間距離がより広い箇所にTADを植立する．

3．患者が痛みを訴えたら
　歯根にTADが近接すると患者が痛みを感じるため，その時点で改めてエックス線写真による検査を行い，必要であれば植立位置を5mm以上ずらして再植立する．

4．植立後に歯根との近接が判明した
　矯正力をかけるとTADが歯根から離れるように傾斜することが予想される場合，経過観察をする．

Chapter 3の参考文献

1) Kyung HM, McNamara JA Jr, et al：インプラント固定による矯正歯科治療．砂書房，東京，2006.
2) 小出　馨：臨床機能咬合学．補綴臨床 別冊，医歯薬出版，東京，2009.
3) 月星光博ほか：一般臨床家のためのMTM．クインテッセンス出版，東京，2003.
4) Holm L, Cunningham SJ, Petrie A, Cousley RR：An *in vitro* study of factors affecting the primary stability of orthodontic mini-implants. Angle Orthod, 82(6)：1022-1028, 2012.
5) Wu TY, Kuang SH, Wu CH：Factors associated with the stability of mini-implants for orthodontic anchorage: a study of 414 samples in Taiwan. J Oral Maxillofac Surg, 67(8)：1595-1599, 2009.
6) Takaki T, Tamura N, Yamamoto M, Takano N, Shibahara T, Yasumura T, Nishii Y, Sueishi K：Clinical study of temporary anchorage devices for orthodontic treatment-stability of micro/mini-screws and mini-plates：experience with 455 cases. Bull Tokyo Dent Coll, 51(3)：151-163, 2010.
7) Motoyoshi M, Matsuoka M, Shimizu N：Application of orthodontic mini-implants in adolescents. Int J Oral Maxillofac Surg, 36(8)：695-699, 2007.
8) Southard TE, Southard KA, Stiles RN：Factors influencing the anterior component of occlusal force. J Biomech, 23(12)：1199-1207, 1990.

COLUMN②
TADによるアップライト後にセクショナルアーチにて歯軸を是正した症例

8̄が完全埋伏，7̄は近心傾斜して萌出不全状態の症例である．8̄の抜歯と同時に抜歯窩遠心壁にTADを植立し7̄をアップライトした．しかし，歯根1/3を中心軸にして回転するために，TADにてアップライトした後に，Lループを用いたセクショナルアーチにて歯根を近心に引き寄せる必要性が生じる．単に歯が欠損したことにより，遠心の隣接歯が近心傾斜した場合とは異なり，隣接歯が存在する場合には，本症例のような追加的処置が必要となることが多い．

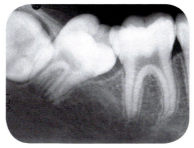
初診時．8̄が完全埋伏，7̄は近心傾斜して萌出不全状態が認められる．

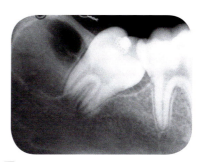
8̄の抜歯と同時に抜歯窩遠心壁にTADを植立し7̄のアップライトを開始した．

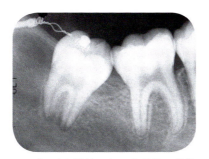
アップライト開始から3カ月後の状態．

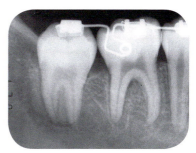
TADによるアップライト後に，セクショナルアーチにて歯根を近心に引き寄せた．

Chapter 4

歯を遠心移動したい

　歯列不正の中で，最も多いのが「叢生」である．叢生は審美的な問題のみならず歯周組織にとっても悪条件の1つと言ってよいであろう．

　歯が叢生状態であれば，その清掃性は低下し，う蝕のみならず歯周病の間接的な原因ともなり得る．また，審美的な観点からも問題視されることが多く，矯正治療を行う主たる理由とも言えるであろう．咬合の観点からは，前歯部の叢生によってアンテリアガイダンスにおける咬合力負担の均一性に欠けることや，臼歯部においては咬合の不安定の要素にもなり得る．さらに，補綴治療をする際に歯が叢生状態であれば，抜髄処置を余儀なくされたり，補綴装置に適切な豊隆を付与することができない．さらには，補綴の範囲が必要以上に広範囲に及ぶこともあるであろう．

　叢生を是正することは上記の状態から脱し，患者の口腔内の健全化に大きく寄与することになる．そのための1つの治療法として，歯の遠心移動がある．Chapter 4においては，TADなどを用いた遠心移動による叢生の治療法の具体例を提示しながら，その治療意義について考えてみる．

歯の叢生が発生する原因と治療法

　叢生の原因として多く挙げられるのが，遺伝的原因としての歯と顎の大きさの不調和（Arch Length Discrepancy）と，局所的原因としての永久歯交換時に起こる乳歯のう蝕や喪失による大臼歯の近心転位である．

　前歯部叢生の治療目的とは，歯周環境の改善および清掃性の向上（歯周病やう蝕リスクの軽減），補綴装置の単純化（補綴装置製作を適切かつ容易にして機能回復する），咬合の安定化，審美性の向上等である．患者のQOL向上を図るうえで非常に有効な治療目的と言えるであろう．

a．側方拡大（急速拡大，緩徐拡大）
b．ディスキング（歯幅の狭小化，IPR：Interproximal Enamel Reduction）
c．抜歯（3 incisors）
d．臼歯部の遠心移動
e．咬合挙上＋唇側移動＋前歯部の圧下

図1　前歯部叢生の治療法.

　その治療法を図1に提示する．今回はこの中の臼歯部の遠心移動に関し，解説していく．

歯の遠心移動装置

　歯を遠心移動させる装置にはさまざまなものがある．ヘッドギア，ペンデックス，DELA（リンガルアーチ），リップバンパー，サジタルアプライアンス，床矯正装置，ACCO（Acrylic Cervical Occipital），GMD（Greenfield Moler Distalizer），ディスタルジェット，TADを利用した装置，MBS（マルチブラケットシステム）におけるオープンコイルスプリングとNi-Tiワイヤー，TPA（トランスパラタルアーチ），ジョンズジグ，ハーブスト，ジャスパージャンパー，Twinforce等である．
　その中でもヘッドギアは，TADを利用することにより「使用がほぼなくなった」と言える．顎外固定装置は患者にとって審美面で苦痛であり，装置の煩わしさから装着時間が低減し治療効果が期待できないこともある．つまり，可撤式装置で，使用時間を患者に依存せざるを得ないことが欠点でもある．また，TPAやリップバンパーは積極的な遠心移動はあまり期待できず，近心移動を防ぐ役割として使用することが多い．
　このように，それぞれの装置には適応症と活用するうえでの利点・欠点があるが，ここではペンデックスとTADを利用した装置について症例を提示する．

CASE1：ペンデックスを用い6|6の遠心移動を行った症例

　患者は9歳2カ月，女児．主訴は前歯部叢生の改善．初診時に上顎前歯部の叢生を認め2×4により叢生の改善を図るも（図2-1），永久歯の側方歯群の萌出余地不足を招いた（図2-2）．そこで，6|6の遠心移動を目的にペンデックスを採用し，萌出余地を確保した（図2-3・図2-4）．遠心移動の反作用による前歯部のフレアー

CASE 1 　ペンデックスを用い 6|6 の遠心移動を行った症例

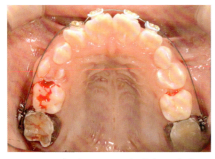

図2-1　初診時に上顎前歯部の叢生を認め，大臼歯2カ所と4前歯にブラケットを付与する2×4により改善を図った．

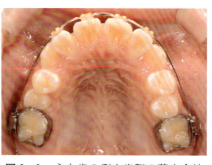

図2-2　永久歯の側方歯群の萌出余地不足を招いた．

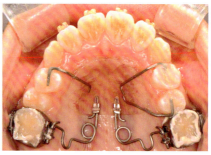

図2-3　6|6の遠心移動の目的でペンデックス装置を採用した．固定源は4|45および硬口蓋である．

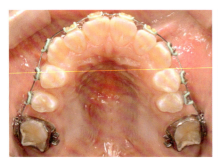

図2-4　6|6が遠心移動し，側方歯群の萌出余地の確保ができた．

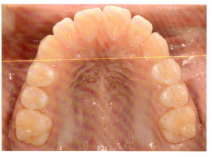

図2-5　初診時から2年6カ月後の口腔内写真．歯列は安定し，審美的な結果を得ることができた．

アウトもなく，安定した歯列を完成させることができた（図2-5）．

　ペンデックスは，固定源としてすでに萌出完了している小臼歯のみならず硬口蓋にも固定源を求めることにより，歯の固定源の消費を少なくすることが可能である．また，遠心移動の作用点が左右に独立していることから，遠心移動量を個別に設定することができる．この症例においては左側よりも右側のほうが萌出余地不足を多く認めるため，6|遠心移動のオーバーコレクションをより多く設定することにした．

　初診時から2年6カ月後の口腔内写真を図2-5に提示する．歯列は安定し審美的な結果を得ることができた．

CASE 2　ペンデックスにより⌊6の遠心移動を行った症例

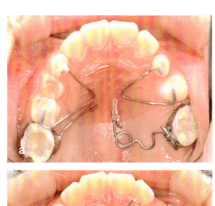
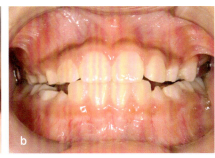

図3-1　⌊Eが欠損しており⌊6が近心転位しているので，ペンデックスにより遠心移動することとした．

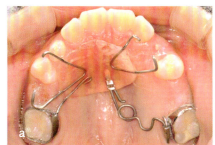
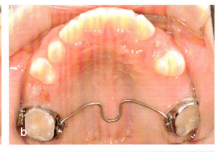

図3-2　上顎左側側方歯群の十分な萌出余地を確保できた（a）．保定を図る目的でTPAをセットした（b）．

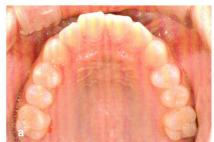
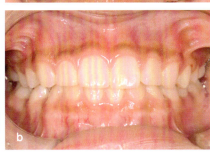

図3-3　保定から1年8カ月後の口腔内写真．

CASE 2：ペンデックスにより⌊6の遠心移動を行った症例

　患者は7歳3カ月，女児．主訴はう蝕治療．初診時EDC⌋は萌出しているがDE⌊は欠損しており，⌊4が萌出している．また，⌊Eが欠損しているため⌊6が近心転位している．上顎のリーウェイスペースは片側約1mmであるので上顎右側側方歯群の萌出余地は確保されているが，上顎左側の萌出余地は4mm不足している．そこで，⌊6のみを遠心移動させるペンデックスを採用した（図3-1）．上顎左側側方歯群の十分な萌出余地を確保（図3-2-a）後，保定を図る目的でTPAをセットした（図3-2-b）．

　保定から1年8カ月後の口腔内写真を図3-3に提示する．ペンデックスによる十分な側方歯群の萌出余地を確保できたため，ブラケッティングと唇側ワイヤーによる治療は必要なかった．このように，ペンデックスは片側の臼歯だけを遠心移動させることが可能な装置である．

CASE 3　TADを利用したTPAによりアンカーロスを起こさずに遠心移動した症例

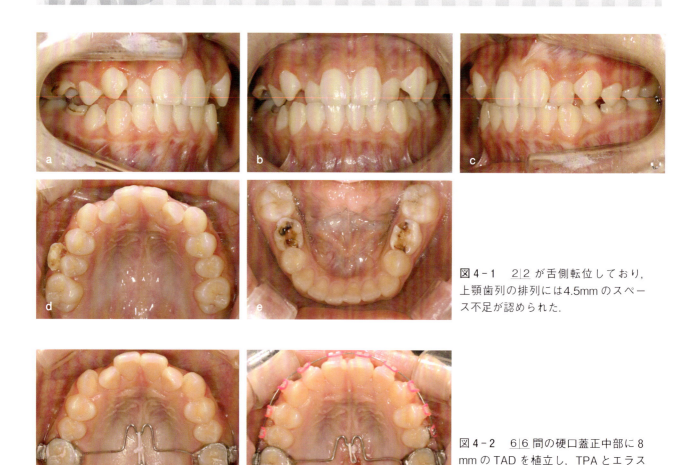

図4-1　2|2 が舌側転位しており，上顎歯列の排列には4.5mmのスペース不足が認められた．

図4-2　6|6 間の硬口蓋正中部に8mmのTADを植立し，TPAとエラスティックにて牽引した．

CASE 3：TADを利用したTPAによりアンカーロスを起こさずに遠心移動した症例

　患者は11歳2カ月，女児．主訴は上顎前歯部叢生の改善．初診時に 2|2 が舌側転位しており，上顎歯列の排列には4.5mmのスペース不足が認められた（図4-1）．そこで，6|6 間の硬口蓋正中部に8mmのTADを植立し，正中をM字型に屈曲して第一大臼歯のバンドに鑞着したTPAをセットし，エラスティックにて牽引することで，6|6 を遠心移動させた．

　4カ月後の変化を図4-2-bに提示する．6|6 が遠心移動したことにより排列スペースを確保でき，2|2 を唇側に排列することが可能になった．ここで注目するべきは，上顎切歯のオーバージェットに変化が認められないことである（図4-3）．6|6 を遠心移動させることに対する，前歯部が唇側傾斜するなどの反作用がなかった証である．

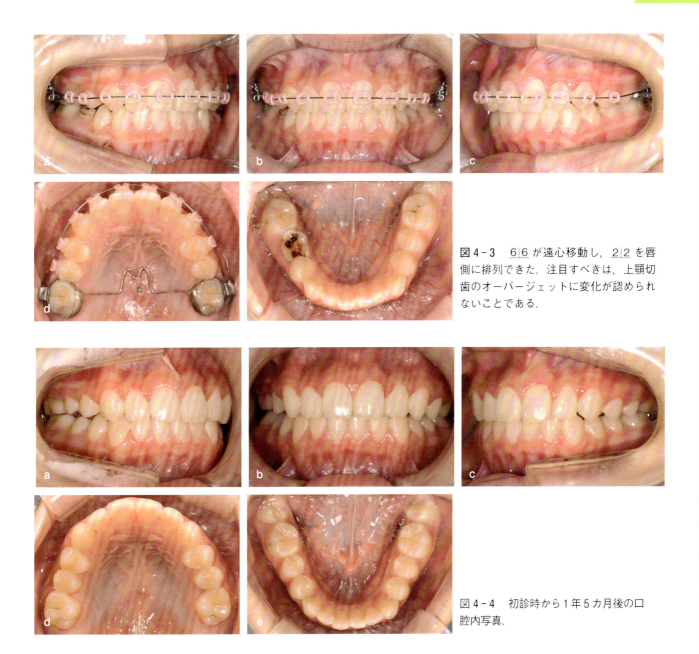

図4-3 6|6 が遠心移動し，2|2 を唇側に排列できた．注目すべきは，上顎切歯のオーバージェットに変化が認められないことである．

図4-4 初診時から1年5カ月後の口腔内写真．

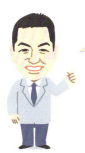

矯正後にオーバージェットの増加が認められないことから，TADを用いることでアンカーロスを起こさずに遠心移動できたことがわかる．

初診時から1年5カ月後の口腔内写真を図4-4に提示する．上顎前歯部のフレアーアウトも認めず安定した状態であり，患児だけでなく保護者にも審美的に満足のいく結果となった．

CASE 4　TADを利用したリンガルアーチで6|6を遠心移動した症例

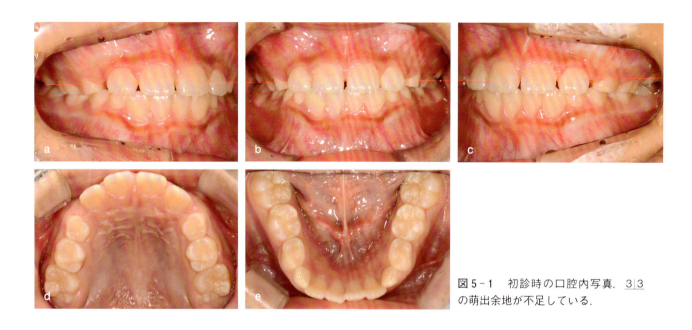

図5-1　初診時の口腔内写真．3|3の萌出余地が不足している．

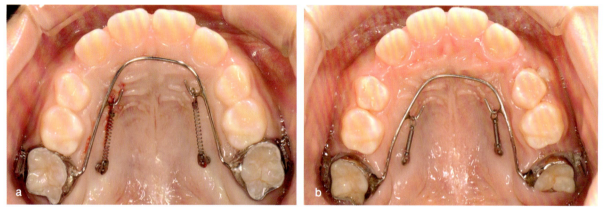

図5-2　左右2カ所にフックを付けたリンガルアーチを設置し，口蓋側に2本のTADを植立してNi-Tiコイルスプリングで牽引した．側方歯群の萌出余地を確保できた．

CASE 4：TADを利用したリンガルアーチで6|6を遠心移動した症例

　患者は8歳4カ月，男児．主訴は歯の清掃．初診時に3|3の萌出余地が不足しており，母親に今後の歯列不正に関して説明した（図5-1）．すなわち，現時点で側方歯群の交換が完了するまでに6|6の遠心移動が必要であること，このままでは3|3が低位唇側転位する可能性が大きいことなどである．

　そこで，上顎の左右2カ所にフックを付けたリンガルアーチを設置し，上顎両側のEと6間の口蓋側に2本のTADを植立，そしてNi-Tiコイルスプリングで牽引した

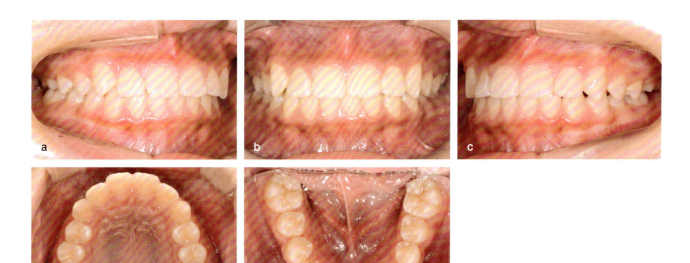

図5-3 初診より4年6カ月後の口腔内写真.

> **Troubleshooting ④　全身疾患や患者の希望により TAD による治療ができなかったら**
>
> 1. **大臼歯部での圧下の場合**
>   LOT（Limited Orthodontic Treatment）の範疇を超え，COT（Comprehensive Orthodontic Treatment）に変更せざるをえないことが考えられる．前歯・小臼歯の少数歯の圧下は，LOT でのセクショナルアーチでも可能である．
> 2. **臼歯部の遠心へのアップライトの場合**
>   アップライトスプリングやLループを使用することができる．アップライトの量が少なければ，コイルスプリングを利用してもよい．
> 3. **臼歯部の遠心移動の場合**
>   ペンデックス等のさまざまな矯正装置がある（本 Chapter の第2項「歯の遠心移動装置」を参照）．
>
> いずれにせよ，TAD を過信することなく，次の一手を常に用意することが肝要と考える．

（図5-2-a）．

5カ月後の口腔内写真を図5-2-bに提示する．6|6 が遠心移動することにより，側方歯群の萌出余地を確保できた．

初診より4年6カ月後の口腔内写真を図5-3に提示する．予想されていた 3|3 の低位唇側転位を防ぐことができ，永久歯列へのスムースな交換が可能となった．

CASE 3 と比較すると，TAD の本数を2本にすることで力学的に優位になり，TAD の脱離等のトラブル防止になる治療法と言えるであろう．

CASE 5　TAD と MDD（Molar Distal Device）を用いて下顎大臼歯を遠心移動した症例

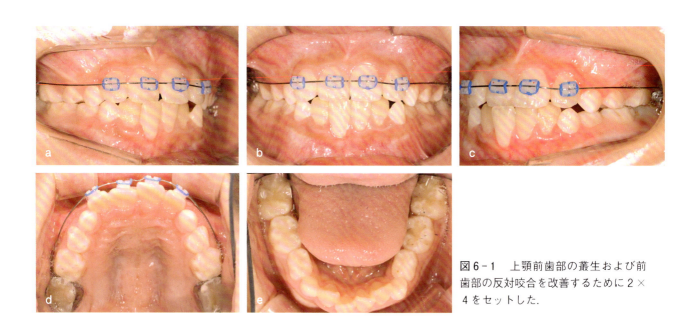

図 6-1　上顎前歯部の叢生および前歯部の反対咬合を改善するために 2 × 4 をセットした．

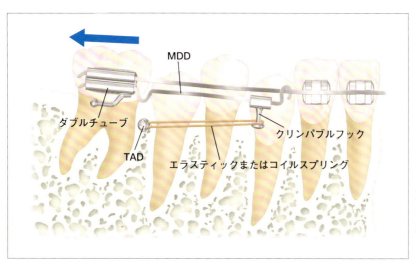

図 6-2　6|6 の近心に TAD を設置し，近心にクリンパブルフックを付与した MDD に Ni-Ti のスプリングをセットすることにより，6|6 の遠心方向に矯正力を作用させた．

CASE 5：TAD と MDD（Molar Distal Device）を用いて下顎大臼歯を遠心移動した症例

　患者は10歳，男児．1| の反対咬合が主訴で来院した．まず患者の主訴を改善する目的で上顎に 2 × 4 をセットした．2カ月後には前歯部における反対咬合と叢生状態は改善した．次に 3|3 の萌出余地不足と第一大臼歯のⅢ級関係を改善するために，図 6-2 のように TAD と MDD（Molar Distal Device／筆者自作）に Ni-Ti コイルス

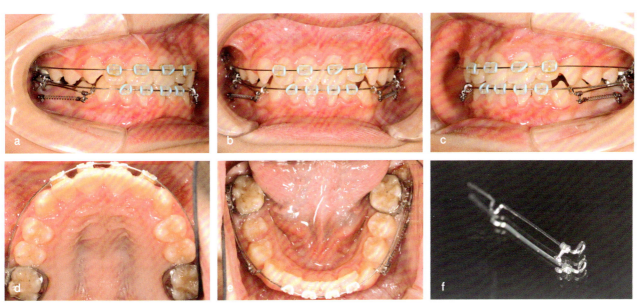

図6-3 3|3の萌出余地確保と臼歯部のⅠ級関係の確立のために6|6を遠心移動する目的で6|6の近心にTADを設置し，筆者の考案したMDDにNi-Tiコイルスプリングをセットした．

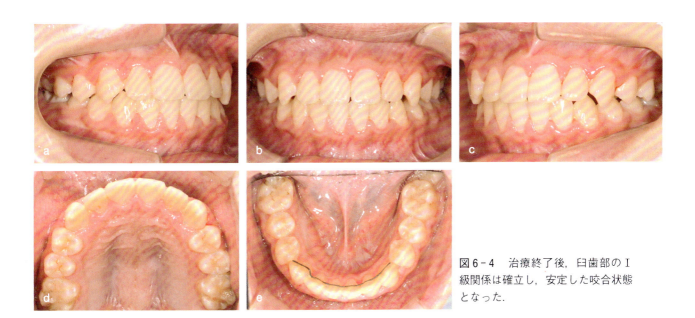

図6-4 治療終了後，臼歯部のⅠ級関係は確立し，安定した咬合状態となった．

プリングをセットし6|6の遠心移動をした（図6-3）．患者は若年者であるために，毎日交換が必要なエラスティックではなく，術者主導となるNi-Tiコイルスプリングを選択した．術後は臼歯部の1歯対2歯関係は確立し，安定した咬合状態となった（図6-4）．

CASE 6　TAD と Double J Retractor を利用して遠心移動した症例

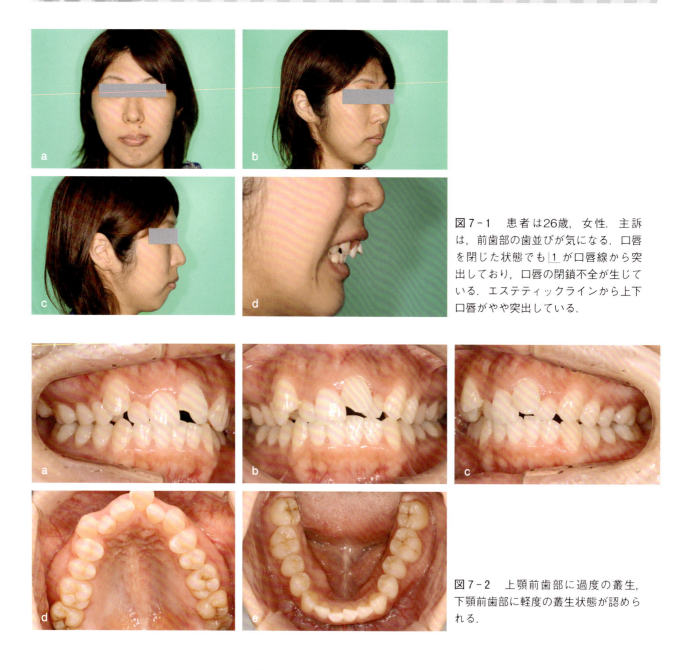

図7-1　患者は26歳，女性．主訴は，前歯部の歯並びが気になる．口唇を閉じた状態でも1|が口唇線から突出しており，口唇の閉鎖不全が生じている．エステティックラインから上下口唇がやや突出している．

図7-2　上顎前歯部に過度の叢生，下顎前歯部に軽度の叢生状態が認められる．

CASE 6：TAD と Double J Retractor を利用して遠心移動した症例

　患者は26歳，女性．主訴は「上顎前歯部の叢生と突出感が気になる」とのこと．患者は舌側矯正を希望しており，分析の結果，4|4 を抜歯して前歯部の歯列不正を是正することに同意を得た（図7-1〜図7-3）．抜歯後に歯列のレベリングを行った（図7-4）．次に抜歯空隙の閉鎖を行うために硬口蓋に4本のTADを植立．犬歯を含む6前歯の舌側にDouble J Retractor（筆者自作）を設置し，中央の2本のTADからエラスティックで牽引し遠心移動した．その際，6前歯が舌側に傾斜移動しよう

	Mean	Analysis	S.D.
SNA	81.30	86.28	1.84
SNB	78.75	76.82	-0.72
ANB	2.56	9.46	6.39
U1-SN	104.50	116.03	3.60
IMPA	96.77	95.82	-0.15
FMA	26.34	43.93	4.30
SN-Md	32.90	44.04	2.09
L1-Apo	4.00	3.02	-0.65
E Line-Lower Lip	0.90	5.44	1.97
McNamara Line-A	1.00	-3.33	-2.47

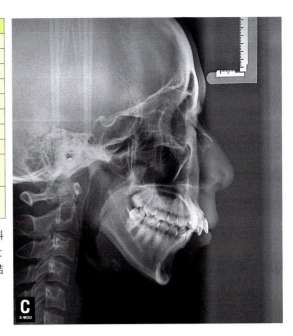

図7-3 セファロ分析により，上顎前歯部の過度の前方傾斜および突出，下顎前歯部の位置はやや舌側に排列していることが認められる．また，上顎前歯部には叢生を認める．分析の結果，4│4 を抜歯することにした．

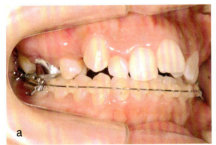
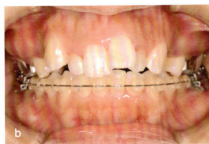
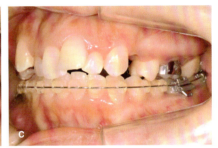
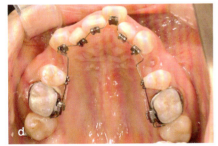
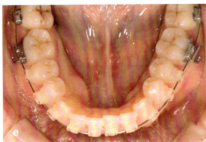

図7-4 患者は舌側矯正を希望しており，上顎のみ舌側の矯正装置（2Dリンガルブラケット／フォレスタデント・ジャパン社）を設置した．

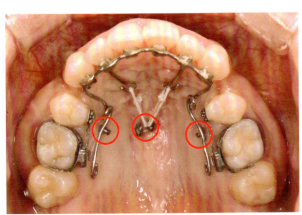

図7-5 6前歯のレベリング終了後，Double J Retractor による遠心移動を開始した．6前歯の舌側に Double J Retractor を設置（スーパーボンド／サンメディカル社にて接着）し，硬口蓋中央の2本の TAD から牽引し遠心移動した．Double J Retractor の回転防止のために，2本の TAD を硬口蓋の側面に設置した（赤丸部が TAD）．

【参考症例】

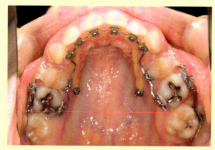 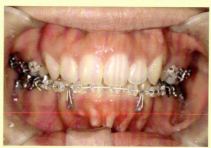 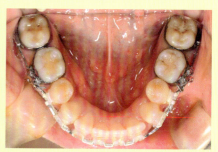

図A　他院で受けた治療について相談された症例．患者は，前医にてTADによる舌側矯正を施術されたが，上顎前歯部に違和感があり来院されたとのこと．上顎前歯部の歯根が唇側に隆起していることが確認できる．

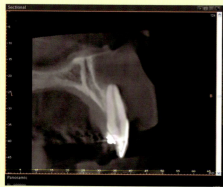 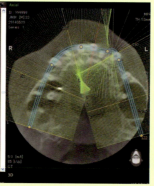

図B　|3のCBCT画像．歯根尖が歯槽骨から逸脱していることが認められる．

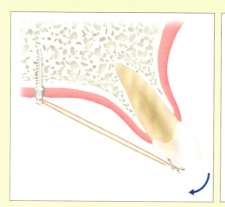 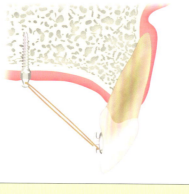

図C-1　口蓋にTADを設置して上顎前歯部を口蓋側に牽引すると，上顎前歯部は口蓋側回転しようとする．

図C-2　角ワイヤーによるトルクコントロールが達成されなければ，上顎前歯部は歯根の1/3にて口蓋側へ回転してしまい，歯根尖が唇側骨壁外に突出する恐れがある．

とする．そこで，Double J Retractorの回転防止のため，2本のTADを硬口蓋の側面に設置した（**図7-5**）．

　ここで参考症例を提示したい（**図A・B**）．この症例は，他院から相談された症例である．患者は，前医にてTADによる舌側矯正を施術されたが，上顎前歯部歯肉に違和感を訴えて来院された．TADと舌側に角ワイヤーを用いた舌側矯正によって抜歯空隙の閉鎖中であった．角ワイヤーによってトルクコントロールがなされているはずであったが，結果的には上顎前歯部が口蓋側へ回転し，歯根が唇側骨壁から突出してしまっている（**図C-1・図C-2**）．

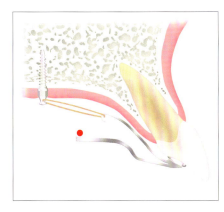
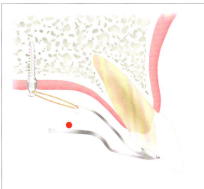

図7-6 TADとDouble J Retractorを設置して上顎前歯部を口蓋側に牽引を開始した．口蓋中央にTADを埋入する以外に左右の口蓋側面（図の赤丸部）にTADを設置することで，上顎前歯部が口蓋側に回転することを防いだ．

図7-7 TADとDouble J Retractorにより上顎前歯部を口蓋側へ平行移動することができる．

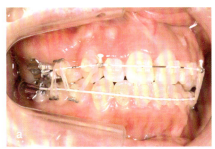
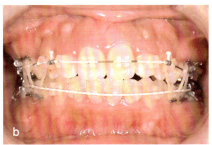
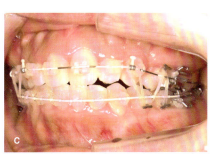
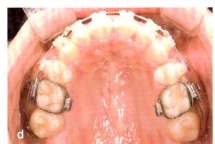
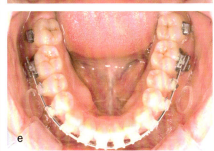

図7-8 上顎舌側矯正終了後に1カ月間のみ唇側にブラケッティングし，垂直ゴムにて咬合を緊密にした．

　このようなことを生じさないために，当院ではDouble J Retractorを採用している．まず，リンガルアーチを上顎前歯部舌側面にスーパーボンド（サンメディカル社）により接着させ，上顎6前歯との一体化を確立させる．次に上顎前歯を口蓋側に移動させるため，TADを硬口蓋中央に植立する．加えて硬口蓋左右側面にDouble J Retractorに沿わせてTADを植立する．これにより上顎前歯部を口蓋方向に牽引しても口蓋側に回転することなく，限りなく平行移動することになる（図7-6・図7-7）．

　当院のCASE 6の経過を解説する．Double J Retractorを設置して上顎前歯部を口蓋側に牽引を開始した．牽引のための口蓋中央のTAD以外に，左右の口蓋側面（図7-7の赤丸）にTADを設置することにより，上顎前歯部が口蓋側に回転することを防いだ．

　TADとDouble J Retractorにより抜歯空隙を閉鎖した後に，上顎に角ワイヤーをセットし個々の歯のトルクコントロールをした．同時に垂直ゴムを上下に設置するこ

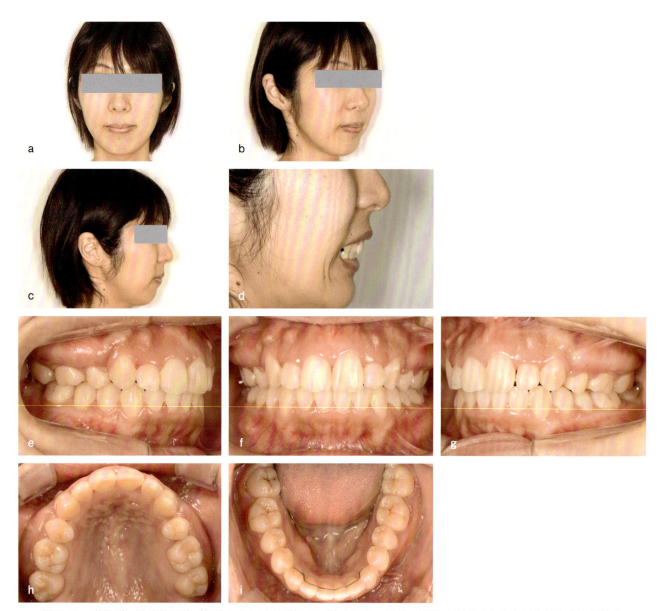

図7-9 動的矯正治療終了後（初診から19カ月後）の口腔内写真．術前の患者の主訴である上唇の前突感は解消され，満足のいく結果となった．

とにより垂直的な咬合を確立した．最終的な仕上げとして，患者の了解を得て唇側のブラケットを1カ月間使用することになった（図7-8）．

動的矯正治療後の口腔内写真，顔面写真，セファロを図7-9・図7-10に提示する．側方ガイドはLateral Protrusive Tooth Guidance[6]*に設定し，臼歯部は1歯対2歯咬合が確立された．セファロ分析により下顎前歯部の後退は治療前よりやや是正されているが，患者の主訴である上顎前歯部の前突感は解消され，審美的にも機能的にも患者の満足を得た治療結果となった．唇側にブラケットを設定した場合，顎内ゴムや顎間ゴムを設置し，固定源となる大臼歯の近心への移動防止のため，加強固定としてTADを利用することがあるが，舌側矯正の場合には今回の症例のように

＊Lateral Protrusive Tooth Guidance：
　犬歯誘導におけるM型ガイド．つまり，側方偏心位で作業側顆頭が生理的な運動経路よりも前方へ引き出される．

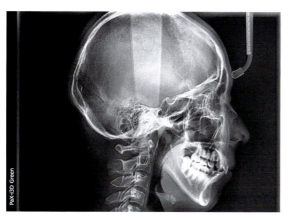

	Mean	Analysis	S.D.
SNA	81.30	81.23	-0.03
SNB	78.75	74.07	-1.73
ANB	2.56	7.17	4.27
U1-SN	104.50	99.55	-1.55
IMPA	96.77	96.52	-0.04
FMA	26.34	44.49	4.44
SN-Md	32.90	48.88	3.00
L1-Apo	4.00	5.08	0.72
E Line-Lower Lip	0.90	2.21	0.57
McNamara Line-A	1.00	-4.46	-3.12

図7-10 4|4を抜歯し，上顎前歯部のみを舌側に移動したことにより，下顎骨の回転はほぼない．しかし，FMAの値が大きいことにより将来的な安定性にやや不安の残る結果となった．

Double J Retractorを利用すれば，固定源の消費を抑え6前歯の平行移動も可能になる．

TADにより矯正装置の簡素化，ベクトル方向の単純化が可能

本Chapterにおいては，叢生治療を例にその治療法およびその中の1つである歯の遠心移動について論じた．また，上顎における歯の遠心移動について，それぞれの装置の比較と利点について解説した．その中でも，TADを使用することによる，矯正装置の簡素化，歯の移動に関するベクトル方向の単純化がご理解いただけたのではないかと思う．

治療概念としては，Chapter 3のアップライトと近似しているところもあるが，症例に応じて総合的に検査・診断し，治療法の選択をしていただきたい．

最後に，CASE 6の中でDouble J Retractorの応用に関する治療法について述べたが，前歯部を口蓋側へ牽引する際に，前歯部に対するトルクコントロールが精密にコントロール可能であれば，従来型の舌側矯正であってもまったく問題がないことを追記させていただきたい．

Chapter 4の参考文献

1）Kyung HM, McNamara JA Jr, et al：インプラント固定による矯正歯科治療．砂書房，東京，2006．
2）Holm L, Cunningham SJ, Petrie A, Cousley RR：An *in vitro* study of factors affecting the primary stability of orthodontic mini-implants. Angle Orthod, 82（6）：1022-1028, 2012.
3）Wu TY, Kuang SH, Wu CH：Factors associated with the stability of mini-implants for orthodontic anchorage：a study of 414 samples in Taiwan. J Oral Maxillofac Surg, 67（8）：1595-1599, 2009.
4）Takaki T, Tamura N, Yamamoto M, Takano N, Shibahara T, Yasumura T, Nishii Y, Sueishi K：Clinical study of temporary anchorage devices for orthodontic treatment-stability of micro/mini-screws and mini-plates：experience with 455 cases. Bull Tokyo Dent Coll, 51（3）：151-163, 2010.
5）Motoyoshi M, Matsuoka M, Shimizu N：Applications of orthodotic mini-implants to adolescents. Int J Oral Maxillofac Surg, 36（8）：695-699, 2007.
6）小出　馨 編：補綴臨床別冊／臨床機能咬合学．医歯薬出版，東京，2009．

Chapter 5

交叉咬合を改善したい

　交叉咬合は臼歯部と前歯部のそれぞれに発生するが，臼歯部交叉咬合においては上顎骨の劣成長（舌側交叉咬合）や過成長（頰側交叉咬合）により臼歯部の咬合関係にすれ違いが生じてしまい，咬合干渉や咬合性外傷を生じることがある．

　本Chapterでは，LOTによって改善することが可能な，第二大臼歯における交叉咬合に関して述べる．交叉咬合の原因としては遺伝的要因や環境的要因があるが，第二大臼歯の交叉咬合の原因としては，臼歯部におけるマイナスディスクレパンシー（歯の近遠心的な大きさの合計よりも歯槽頂領域における歯の萌出余地が少ない場合）が原因であることが多いように感じる（**図1-1・図1-3**）．また，第三大臼歯の存在により第二大臼歯が異所萌出することも少なくない（**図1-2・図1-4**）．上顎は頰側に，下顎は舌側に傾斜して萌出することが多く，対合関係に不具合が生じて上下の機能咬頭が咬み合わずにすれ違えば，交叉咬合が成り立ってしまう．その改善方法を以下に，症例を提示しながら考察したい．

第二大臼歯の萌出期における交叉咬合（将来的に交叉咬合が予見できる場合）

　混合歯列期における矯正治療の目的は，骨格的改善と永久歯の萌出余地の獲得が主であり，それにより永久歯の萌出誘導を行い，不正永久歯列の予防や悪化を防止することである．ヘルマンの咬合発育段階のⅡCからⅢBがそれにあたるが，その後は第二大臼歯の萌出期（ⅢC）へと移行する（**表**）．第二大臼歯の萌出完了期であるⅣAまでのⅢCの時期において，将来的に交叉咬合が予見できた症例をCASE 1に提示する．

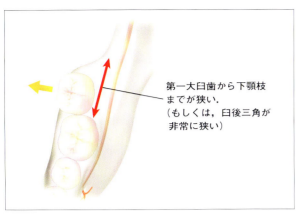

図1-1　下顎第一大臼歯から下顎枝までの距離が短く（もしくは臼後三角が非常に狭い），下顎第二大臼歯が舌側に傾斜している．

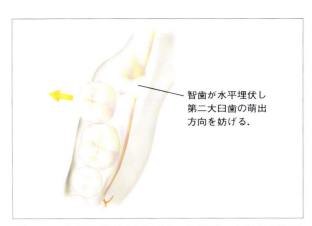

図1-2　下顎智歯が水平埋伏し，下顎第二大臼歯の萌出方向を妨げ，舌側に傾斜している．

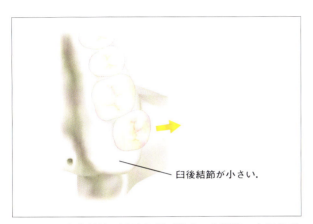

図1-3　臼後結節の近遠心幅が狭く，上顎第二大臼歯が頰側に傾斜している．

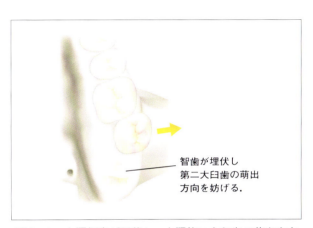

図1-4　上顎智歯が埋伏し，上顎第二大臼歯の萌出方向を妨げ，頰側に傾斜している．

表　Hellman（ヘルマン）の咬合発育段階

1．乳歯萌出前期（ⅠA）	6．側方歯群交換期（ⅢB）
2．乳歯咬合完成前期（ⅠC）	7．第二大臼歯萌出期（ⅢC）
3．乳歯咬合完成期（ⅡA）	8．第二大臼歯萌出完了期（ⅣA）
4．第一大臼歯・前歯萌出期（ⅡC）	9．第三大臼歯萌出期（ⅣC）
5．第一大臼歯・前歯萌出完了期（ⅢA）	10．第三大臼歯萌出完了期（ⅤA）

CASE 1　交叉咬合を予防した症例

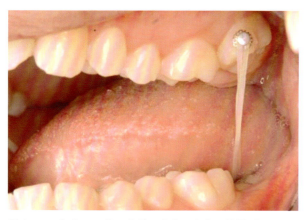

図2-1　患者は16歳，女性．左上の奥歯の位置がおかしいとの主訴で来院．咬合発育段階はヘルマンのⅢC．7|7は将来的に交叉咬合になることが予想される．|7の頬側面と7|の舌側面にリンガルボタンを設置し，交叉咬合を予防した．

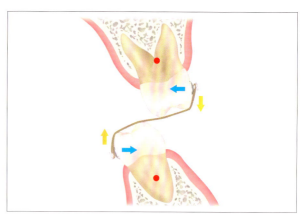

図2-2　顎間ゴムを設置することで，上下顎の歯に挺出力と，それぞれに回転力が作用する．

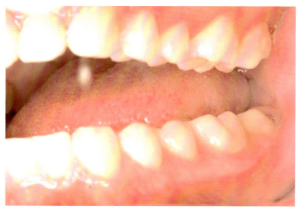

図2-3　矯正治療開始から5カ月後の口腔内写真．7|7は頬舌的にアップライトが達成された．

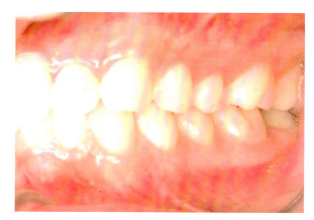

図2-4　中心咬合位での側方面観．緊密な咬合が矯正後の後戻り防止の保定力として作用する．

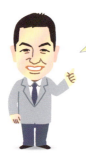

交叉咬合をみつけたら歯の萌出程度を見極める．
わかりにくいときは模型上での検査が有効．

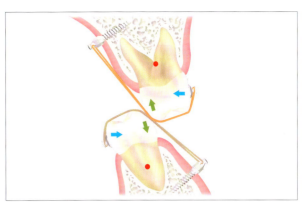

図3 歯に設置したリンガルボタン（作用点）よりも低い位置（歯根側）に力点となるTADを植立し，エラスティックで歯に圧下力と回転力を作用させる．

CASE 1：交叉咬合を予防した症例

　患者は16歳，女性．主訴は，「左上の奥歯の位置がおかしい」とのこと．患者の来院時の咬合発育段階はヘルマンのⅢCであった．$\frac{7}{7}$ はまだ完全萌出には至っていない歯であり，将来的に臼歯部交叉咬合になることが予想された．$\underline{7}$ の頰側面と $\overline{7}$ の舌側面にリンガルボタンを設置し，エラスティック（20mm/94g）により交叉咬合の予防を図った（図2-1）．$\frac{7}{7}$ とも萌出途中であることから，交叉ゴムを顎間ゴムとして設置し，図2-2のように挺出力と回転力を作用させ，矯正開始から4カ月後には緊密に咬合させることが可能となった（図2-3・図2-4）．術後は，咬頭と窩が嚙み合うことにより，矯正後の後戻り防止の保定力として働くと考えている．

第二大臼歯萌出完了後の交叉咬合（垂直的にオーバーバイトが発生している場合）

　ヘルマンの咬合発育段階のⅣA以降，つまり第二大臼歯の萌出が完了しており垂直的にすれ違っている交叉咬合の改善について考えてみる．CASE 1では治療後に上下顎の歯が挺出したが，すでに萌出が完了し垂直的にオーバーバイトが発生している症例には，CASE 1の治療法は不適応となる．つまり，医原的に咬合性外傷を頻発させることになり，最終的に上下の歯が嵌合することは非常に困難に感じる．そこで，TADを利用して歯に圧下力と回転力を作用させることにより（図3），咬合性外傷を極力回避することが可能になる[1]．

CASE 2：TADにより交叉咬合を改善した症例

　患者は35歳，女性．主訴は「左側で食べ物が嚙みにくい」「頰粘膜がときどき痛くなる」とのこと（図4-1）．$\overline{78}$ は頰側に傾斜しており，下顎臼歯部との垂直的オーバーバイトは5mmであった．$\overline{6}$ は欠損しており，$\overline{7}$ は近心舌側に傾斜していた（図4-2）．そこで $\frac{8}{8}$ を抜歯し，$\overline{7}$ の頰側面中央にリンガルボタン（作用点）を設

CASE 2　TADにより交叉咬合を改善した症例

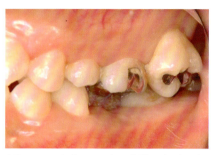

図4-1　患者は35歳，女性．主訴は左側で噛みにくい．7┘は頬側に傾斜している．垂直的オーバーバイトは5mmの交叉咬合であった．

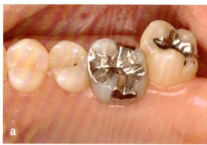

図4-2　7┘は頬側傾斜している．┌6は欠損しており，┌7は近心舌側に傾斜している．

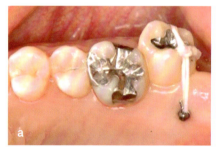

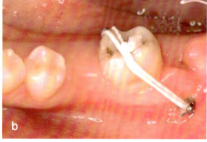

図4-3　8┬8は抜歯をし，7┘のやや遠心口蓋側と┌7の遠心頬側にTADを植立し，矯正力を作用させた．

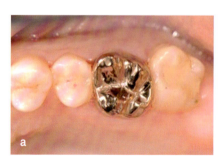

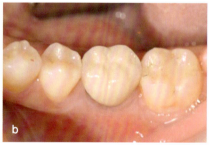

図4-4　┌6は二次う蝕，および挺出に対する処置として補綴をした．欠損部である┌6部はインプラント補綴にて対応した（初診から1年後）．

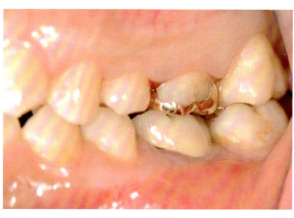

図4-5　中心咬合位における嵌合状態．頬側傾斜していた7┘の位置は口蓋側に移動し，┌7と咬合しているが，歯頸部がわずかに露出している．付着歯肉は存在するが，今後の経過観察が必要となった（初診から1年後）．

CASE 3　TADの植立位置が不適切だった症例

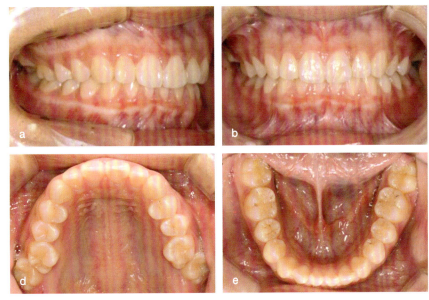

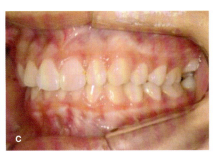

図5-1　患者は13歳，女児．主訴は，上の奥歯が外を向いている．6|6 までは歯列が整っているが，7|7 のみが頬側に傾斜しており，交叉咬合の状態であった．

置し，やや遠心口蓋側の根尖方向深めにTAD（力点）を植立した．

エラスティックを設置することにより，|7 はわずかに遠心方向に，また口蓋側に向かって圧下しながらアップライトする（図4-3-a）．また，下顎においては|7 の近心舌側隅角部にリンガルボタン（作用点）を設置し，遠心頬側の根尖方向深めにTAD（力点）を植立した．エラスティックを設置することにより，|7 は咬合面観における回転力はかからずに，圧下しながら頬側遠心方向へとアップライトする（図4-3-b）．

|6 は|6 が欠損していることもあり，挺出状態にあった．TADによる圧下も治療の選択肢であったが，二次う蝕の存在と治療法の単純化を優先し補綴処置を行った．欠損部である|6 部には，インフォームドコンセントの確立により，インプラント補綴にて対応した（図4-4）．頬側傾斜していた|7 は口蓋側に移動し，|7 と咬合しているが，歯頸部がわずかに露出している．付着歯肉は存在するが，今後の経過観察が必要となった（図4-5）．

CASE 3：TADの植立位置が不適切だった症例

患者は13歳，女児．主訴は「上の奥歯が外側を向いている」とのこと．6|6 までの歯列に特に問題はなかったが，7|7 が頬側に傾斜しており，7|7 と交叉咬合を呈していた（図5-1）．7|7 の萌出位置は問題がなかったため，7|7 のみTADを利用し口蓋側移動を開始した．しかし，TADの植立位置に問題があった．6|6 の遠心面は，頬側から口蓋側に向けて遠心方向に傾斜していた（図5-2）．大口蓋孔への接

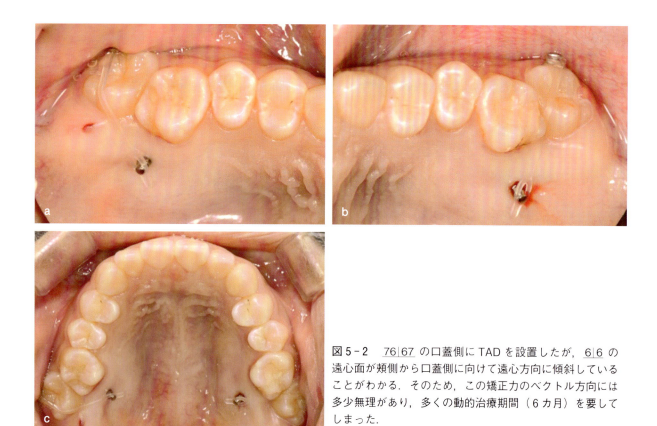

図 5-2 76|67 の口蓋側に TAD を設置したが，6|6 の遠心面が頰側から口蓋側に向けて遠心方向に傾斜していることがわかる．そのため，この矯正力のベクトル方向には多少無理があり，多くの動的治療期間（6 カ月）を要してしまった．

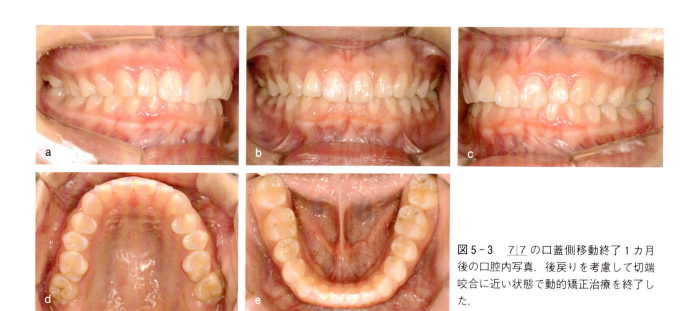

図 5-3 7|7 の口蓋側移動終了 1 カ月後の口腔内写真．後戻りを考慮して切端咬合に近い状態で動的矯正治療を終了した．

> **Troubleshooting ⑤　TAD をどこに埋入すべきか迷う**
>
> 1. **埋入前に「作用点」「力点」の位置関係を決定する**
>   矯正治療に TAD を用いる際，作用点（歯，フック，リンガルボタン等）と力点（TAD）の位置関係を精密に決定する必要がある．
> 2. **模型もしくは CBCT で検査する**
>   解剖学的情報に配慮しながら，模型もしくは CBCT 画像上で術前のプランニングを徹底しよう．

触を恐れ，TAD の植立位置を 6|6 と 7|7 の口蓋側の中央としてしまったため，矯正力のベクトル方向には多少無理があり，歯の移動に多くの期間（6 カ月）を費やしてしまった．治療終了時には，後戻りを考慮して切端咬合に近い状態で動的矯正治療を終えた（図 5-3）．術前に，模型と CBCT 画像上でプランニングすることの大切さを痛感した症例である．

TAD 以外の矯正治療の選択肢

　TAD と言えども，無論，外科処置である．口腔内に対する侵襲度は補綴用インプラントに比較すれば非常に小さくて済むが，患者にとって，その比較検討は困難であろう．矯正治療はしたいが外科処置は避けたいと思う方も多いであろうし，また TAD の脱離（成功率は80％以上）[2,3] により，再度 TAD を適用することが困難になる場合も予想される．そこで，TAD 以外の治療の選択肢も準備しておくことが重要になる．

CASE 4：リンガルアーチでの交叉咬合の改善

　患者は38歳，女性．主訴はう蝕治療の検診を希望．口腔内に関する資料採取後，治療内容に関する詳しい説明をしている際に，7| の頬側転位を指摘したところ，以前から右側ではあまりよく噛めなく，左側で噛む習慣があるとのことだった．矯正治療による改善方法を説明したところ，同意を得たが，TAD を使用しない非外科矯正治療を希望された（図 6-1）．そのため，リンガルアーチの固定源として 6|6 を活用し，口蓋側底部にフックを付与した補助弾線により 7| の口蓋側方向へのアップライトを開始した（図 6-2）．その時の注意として，補助弾線のフックを口蓋側底部に位置することで移動歯に対し圧下力をかけること，エラスティックを設置する際，咬合面は破損防止のためにワイヤーで製作したピッグテールを設置することが肝要である．矯正治療開始から 4 カ月後，7| は適正な位置まで移動し（図 6-3），上下の咬合状態を確認した後に最終補綴物装着に移行した（図 6-4）．患者には「右側でもよく噛める」と非常に喜んでいただいた．

CASE 4　リンガルアーチでの交叉咬合の改善

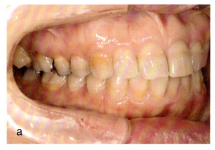
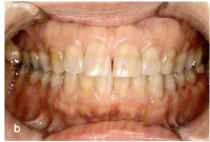
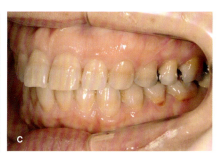
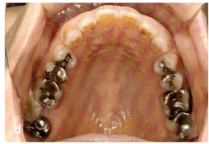
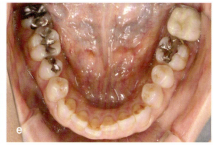

図6-1　患者は38歳，女性．主訴は，う蝕治療の検診．治療内容に関するインフォームドコンセントの確立を図る際，7|の頬側転位を指摘したところ，矯正治療に同意を得た．

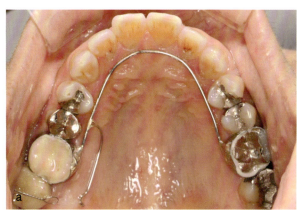
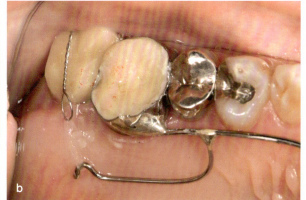

図6-2　8|を抜歯して，リンガルアーチとエラスティックにより7|に圧下力を加えながら口蓋側にアップライトしていく（初診から5カ月後）．

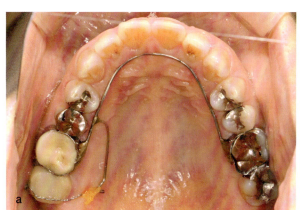
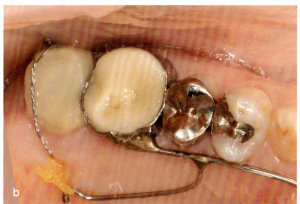

図6-3　動的治療開始から4カ月後，7|は適正な位置まで移動した．

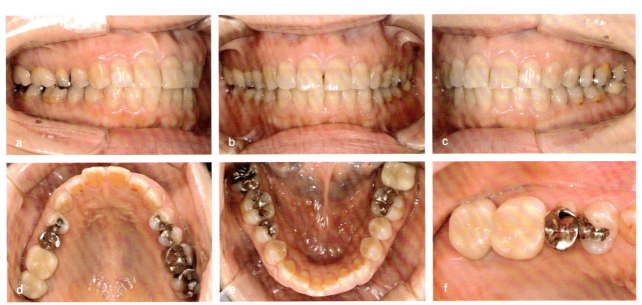

図6-4 最終補綴物セット時の口腔内写真（初診から10カ月後）．上下の咬合状態も良好で，患者にも喜んでいただいた．

矯正力の方向に注意してTADを埋入する

　本Chapterでは，TADを利用した第二大臼歯の交叉咬合の改善方法に関して述べた．CASE 4の患者は，治療後の感想として「矯正治療によって歯が増えた」と述べられた．交叉咬合の改善によって咀嚼面積が増加するのみでなく，咬合性外傷の改善や歯周環境の回復などの治療意義を強く感じる．また，第二大臼歯が萌出を完了する前に交叉咬合が予知できる場合には，CASE 1のような単純な治療法でも非常に有効であり，患者にとっては低侵襲な治療法である．

　LOTにTADを用いる場合，矯正力のベクトル方向は限られており，歯はピンポイントに移動しようとする．それゆえ，TADの植立位置には注意を要する．最後に，TADのみの治療法だけではなく，それ以外の治療法を常にオプションとして準備しておくことが，逆にTADを用いた矯正治療を有効に活用できる秘訣と考えている．

Chapter 5 の参考文献

1）Kyung HM, McNamara JA Jr, et al：インプラント固定による矯正歯科治療．砂書房，東京，2006．
2）Dalessandri D, Salgarello S, et al：Determinants for success rates of temporary anchorage devices in orthodontics：a meta-analysis（n>50）．Eur J Orthod, 36(3)：303-313, 2014.
3）Kuroda S, Sugawara Y, Deguchi T, Kyung HM, Takano-Yamamoto T：Clinical use of miniscrew implants as orthodontic anchorage：success rates and postoperative discomfort. Am J Orthod Dentofacial Orthop, 131(1)：9-15, 2007.

Chapter 6

埋伏歯の牽引と咬合平面の維持管理にも応用したい

　口腔内における歯数の異常に関して，上顎前歯部などの審美領域においては，たとえば片側が萌出しているのに反対側は未萌出であるなど，患者側からの訴えがあることもある．また，前歯部以外に関しては術者が発見することが多い．先天的に欠損している場合，エックス線写真で診断されるが，埋伏歯に関してもその折に発覚することが多い．

　埋伏歯の原因としてはさまざまあり（**表**）[1〜6]，埋伏歯として最も多いのが第三大臼歯，次に上顎犬歯，下顎第二小臼歯，上顎中切歯の順である[7]．第三大臼歯が埋伏していても，第二大臼歯に予知性が乏しい場合には，矯正治療（**CASE 1：図1**）もしくは自家歯牙移植（**CASE 2：図2**）により，咬合に参加させることが可能ならば有効活用したい．下顎第二小臼歯に関しては，捻転や下顎第二乳臼歯の異常吸収により異所萌出，もしくは埋伏することがあるが，セクショナルアーチを利用したLOTによる処置での対応が主である（**CASE 3：図3**）．

　上下顎犬歯が埋伏している症例に関しては，埋伏の状態が水平に近い場合もあり，ある程度大きな挺出力が長期間にわたり必要なことがあるため，挺出には困難を極める場合もある．CASE 4〜6に，上下顎犬歯が埋伏した3症例を提示し，TADの有効活用に関して考察してみたい．

表　埋伏歯の原因[1〜6]

・叢生	・歯原性嚢胞	・先天異常
・外傷	・過剰歯	・内分泌系疾患
・歯根彎曲	・萌出位置異常	・栄養障害
・歯牙腫	・遺伝的要因（顎骨の劣成長等）	・医原的要因

CASE 1　第三大臼歯の埋伏に矯正治療で対応した症例

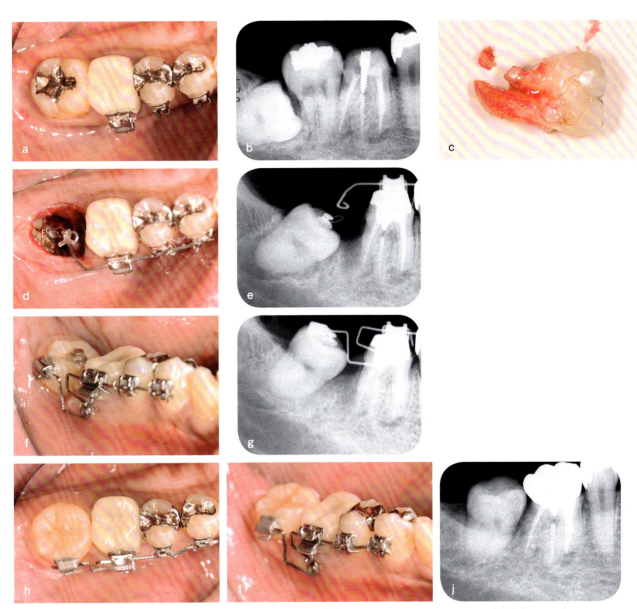

図1　患者は34歳，男性．歯根吸収した7┃を抜歯し，8┃を矯正治療により挺出させた（治療期間：1年10カ月）．

CASE 2　第三大臼歯の埋伏に自家歯牙移植で対応した症例

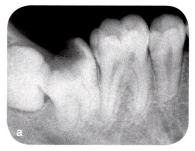
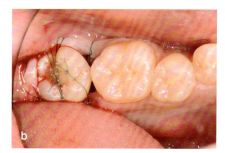
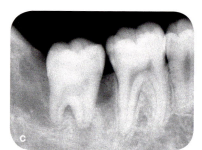
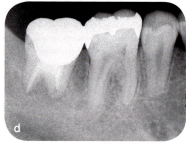

図2　患者は21歳，男性．近心根が破折し残根状態の⏌7を抜歯して，埋伏している⏌8を移植した（治療期間：3カ月）．

CASE 3　第二小臼歯の埋伏にセクショナルアーチで対応した症例

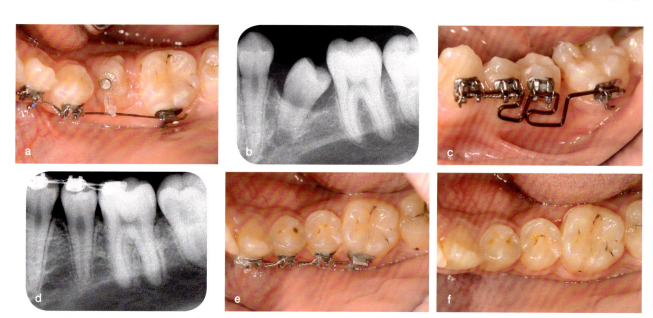

図3　患者は16歳，男性．埋伏した⎿5を挺出させ，セクショナルアーチにより咬合関係を確立した（治療期間：1年7カ月）．

CASE 4　上顎犬歯の埋伏で TAD を利用せずに済んだ症例

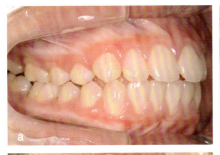
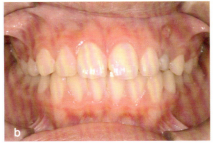
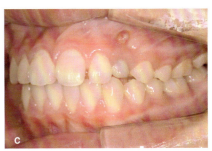
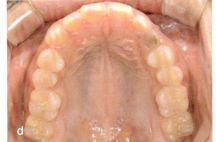
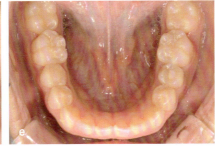

図4-1　患者は15歳，女性．主訴は |3 が生えてこない．|C が晩期残存していた．

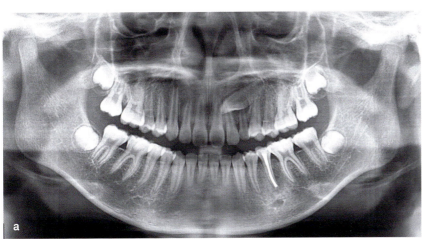
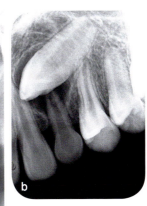

図4-2　デンタルエックス線写真およびパノラマエックス線写真により，|3 がほぼ水平に埋伏していることが確認できた．

CASE 4：上顎犬歯の埋伏で TAD を利用せずに済んだ症例

　患者は15歳，女性．3| は萌出してきたのに |3 が生えてこないことを主訴に来院．|C が晩期残存しており，根尖部にサイナストラクトが存在した（図4-1）．デンタルエックス線写真とパノラマエックス線写真（図4-2）により，|3 が完全埋伏状態であることがわかった．|3 の萌出余地を確保するために上顎歯列に MBS（マルチブラケットシステム）を設置し，|24 間にオープンコイルスプリングをセットした．|3 の萌出余地を確保後に，|23 の位置関係を CBCT にて精査し，開窓位置を決定し

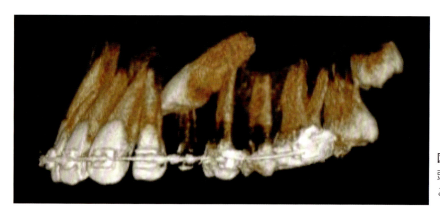

図4-3　CBCTによる検査で，|3の尖頭が|2の歯根の口蓋側に位置していることが確認できた（初診から2カ月後）．

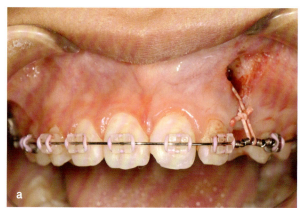
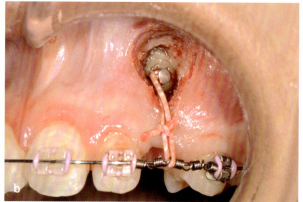

図4-4　|2の歯根に傷害を与えずにピンポイントで唇側歯肉を開窓し，リンガルボタンを設置した．主線とエラスティックにて結紮し，挺出を開始．挺出前に|24間にオープンコイルスプリングをセットし，|3の萌出余地を確保した（初診から2カ月後）．

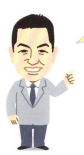

埋伏歯の解剖学的な位置関係はCBCTで必ず術前検査する．開窓位置をピンポイントで設定することも大切．

挺出開始時　　　　挺出1カ月後

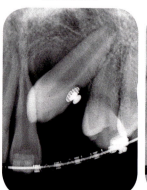
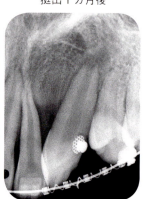

図4-5　挺出力により，歯冠部が主線に徐々に近づいてきたのが確認できる．

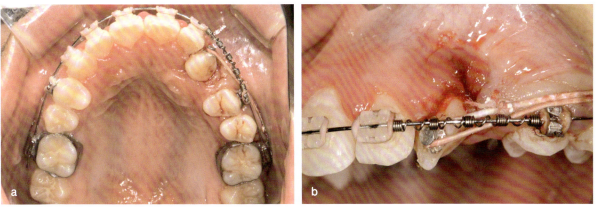

図4-6 歯槽頂部に|3 の歯冠部が露出したが，近心に90°回転していた．|6 のフックとエラスティックにて結紮することで遠心回転させた（初診から8カ月後）．

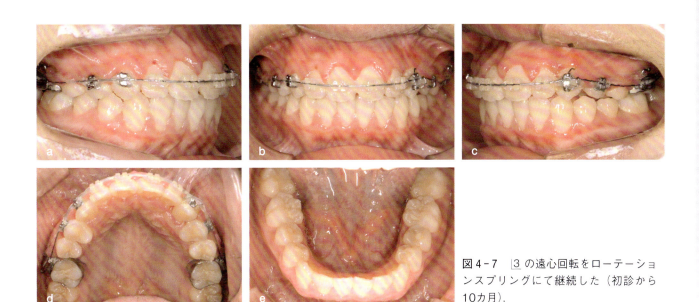

図4-7 |3 の遠心回転をローテーションスプリングにて継続した（初診から10カ月）．

た（図4-3）[8]．

　開窓の際，|2 の歯根に傷害が起きないように注意を要する（図4-4）．|3 の尖頭が|2 の歯根より口蓋側に位置しているが，切端および唇側方向へ挺出力を作用させることで，|3 の歯冠を徐々に|2 の歯根を乗り越えながら切端方向へ挺出させた（図4-5）．挺出させた|3 は近心回転していたため，|6 のフックとエラスティックで結紮することにより，遠心回転させた（図4-6）．ほぼ遠心回転が終了した時点で，回転させるためにオーバーコレクションしていた萌出余地をパワーチェーンにて閉鎖するとともに，ローテーションスプリングにて|3 を単独でさらに遠心回転させた（図4-7）[9]．

　図4-8に矯正治療を終了した口腔内写真を提示する．臼歯部は緊密に咬合させ，

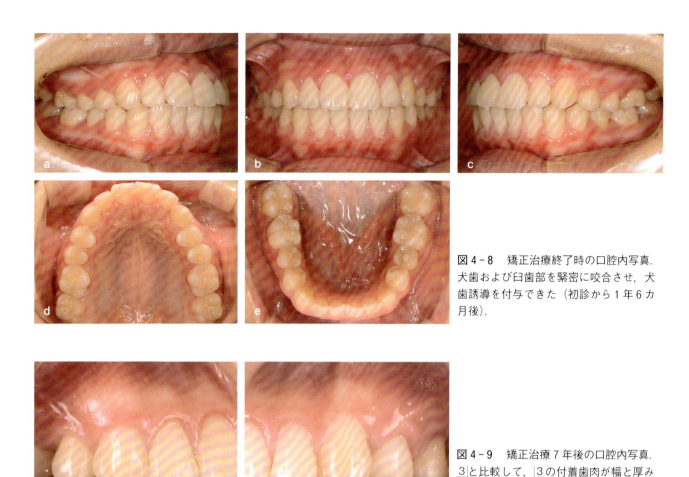

図4-8 矯正治療終了時の口腔内写真．犬歯および臼歯部を緊密に咬合させ，犬歯誘導を付与できた（初診から1年6カ月後）．

図4-9 矯正治療7年後の口腔内写真．3|と比較して，|3の付着歯肉が幅と厚みともに少ないことが認められる．

　咬合様式は両側ともLateral Protrusive Tooth Guidance[10]とした．正中も一致し，審美的にも満足のいく結果となった．

　しかし，3|に比較すると|3の歯頸部に付着歯肉が少なく歯肉が退縮傾向であったことは否めない．Kohaviら[11]は，開窓（Open Eruption Technique）によって口腔内に萌出した歯は，唇頰側で可動性の粘膜に接しており，十分な付着歯肉をもたないことが多く，頰側に異所萌出した上顎犬歯では正常に萌出した犬歯に比べて，矯正治療後における付着歯肉の幅が少なかった，と報告している．

　矯正治療7年後の口腔内写真を図4-9に提示する．3|に比べ|3の付着歯肉は幅と厚さがともに少なく，長期予後の観点からも不安が残る結果となっている．このことから，開窓によって挺出した歯には，付着歯肉獲得のための歯周形成外科治療の必要が感じられる．

CASE 5　牽引による咬合平面の乱れを TAD にて防いだ症例

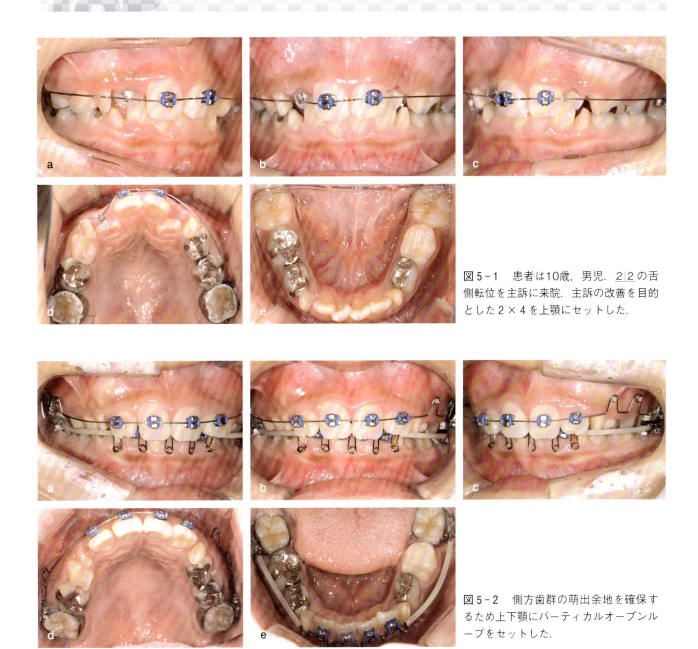

図 5-1　患者は10歳，男児．2|2 の舌側転位を主訴に来院．主訴の改善を目的とした 2×4 を上顎にセットした．

図 5-2　側方歯群の萌出余地を確保するため上下顎にバーティカルオープンループをセットした．

CASE 5：牽引による咬合平面の乱れを TAD にて防いだ症例

　患者は10歳，男児．2|2 の舌側転位を主訴に来院．2|2 を唇側に移動させるために，C|C をスライスカットし，上顎歯列に 2×4 をセットした（図 5-1）．3カ月後には患者の主訴である上顎4前歯の歯列を整えることができたが，側方歯群の排列余地の不足が認められたために，上下顎歯列にバーティカルオープンループをセットした（図 5-2）．

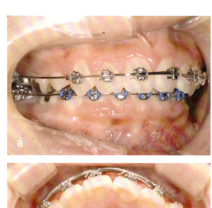
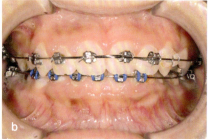
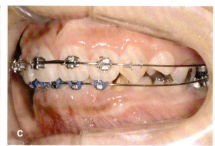
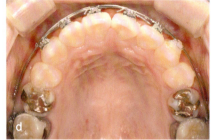
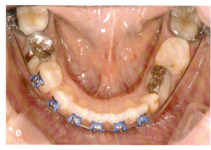

図5-3　上下顎とも側方歯群の萌出余地を確保できたが，|43 が萌出しているのに |34 が未萌出であることに違和感を感じた．

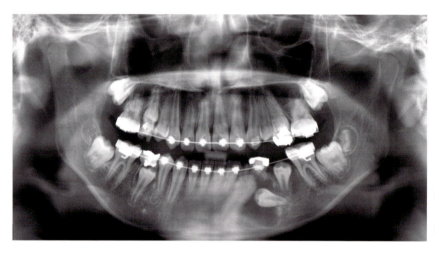

図5-4　パノラマエックス線写真により，濾胞性歯嚢胞が原因で |4 が萌出困難であることを認めた．

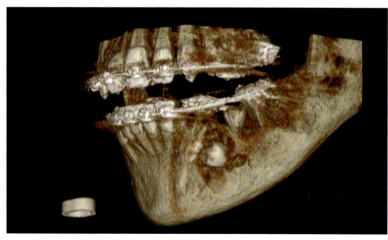
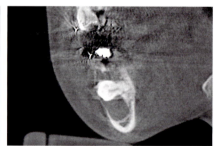

図5-5　CBCT画像により濾胞性歯嚢胞の大きさと |4 の埋伏状態が確認できた．

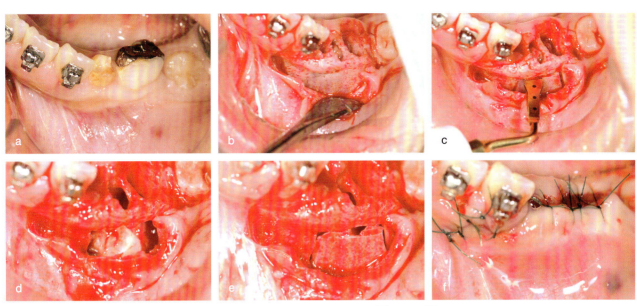

図 5-6 濾胞性歯嚢胞を切除する目的で，|2 の近心部位に縦切開，C| および D| の抜歯とともに歯肉を剥離翻転し，頬側骨の切離および嚢胞を摘出した．

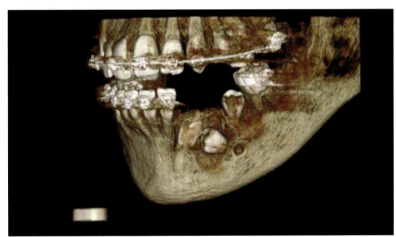
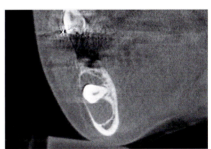

図 5-7 濾胞性歯嚢胞の切除後の CBCT 画像．除去した部位には血液が貯留していることが確認できた．

　側方歯群の排列余地が確保されたと同時に側方歯群が萌出してきたが，下顎右側と比較して下顎左側の永久歯の萌出が遅延しており（図 5-3），萌出状態の確認のためにパノラマエックス線写真を撮影した（図 5-4）．|4 が濾胞性歯嚢胞の存在が原因で萌出遅延状態であることが認められた（図 5-5）．CBCT による検査により濾胞性歯嚢胞の範囲および |4 の位置を確認し，矯正的挺出が可能であると診断した．濾胞性歯嚢胞の摘出および |4 の挺出処置に関して保護者の同意を得て施術することとなった．CD| を抜歯し，|2 の近心部位に縦切開を入れ，|6 の近心まで歯頸部に切開を入れることにより，嚢胞の摘出に十分な範囲を剥離翻転した．超音波機器（バリオサー

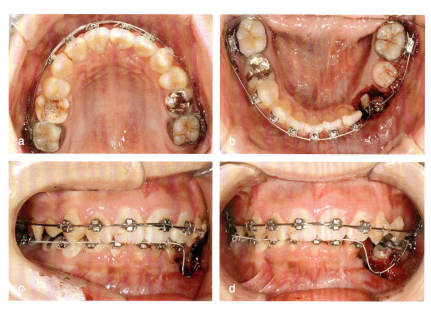

図5-8　濾胞性歯嚢胞の切除3カ月後に歯肉を開窓し，4の挺出を開始した．014Ni-Tiワイヤーを患歯にセットした．

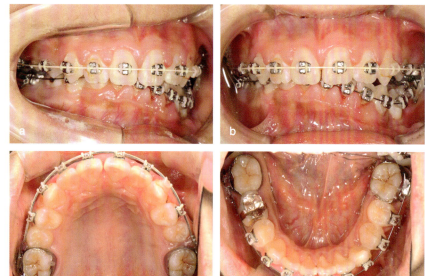

図5-9　4が挺出してきたとともに，他の下顎左側の歯に固定源の消費が生じ圧下してきた．

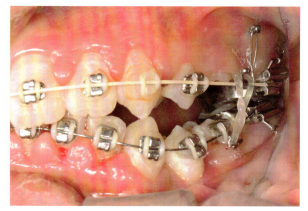

図5-10　さらなる固定源を上顎歯列に求める際に上顎歯列が挺出することを防ぐ目的で，上顎左側の歯槽骨にTADを植立し上顎のワイヤーと結紮した．

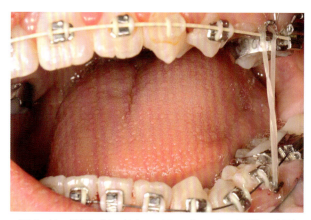

図5-11　顎間ゴム（131g/30mm）により下顎の歯列の挺出を開始した．

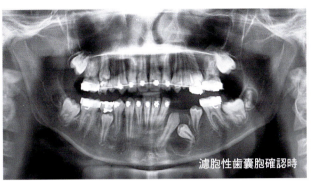
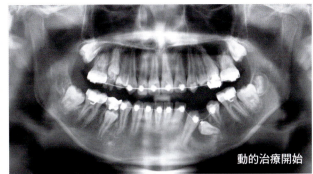
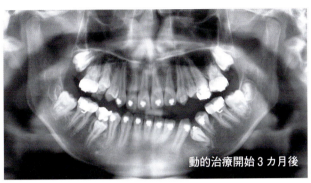
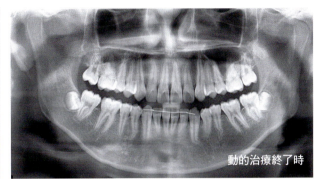

図 5-12　濾胞性歯囊胞の確認から動的矯正治療終了までのパノラマエックス線写真（動的治療期間 2 年 4 カ月）．囊胞の消失と患歯の挺出状態が確認できる．

ジ／ナカニシ）にて頬側骨を切離し，可及的に囊胞を摘出し縫合した（図 5-6）．術直後の CBCT により，囊胞を摘出した部位には血液が貯留していることが確認された（図 5-7）．囊胞摘出と同時に|4 の挺出をすれば術後感染のリスクが増すと診断し，術後 3 カ月後に歯肉を開窓し，014Ni-Ti ワイヤーにて|4 の挺出を開始した（図 5-8）．

その後，|4 の挺出とともに，固定源の消費が生じて他の下顎左側の歯が圧下してきた（図 5-9）．さらなる固定源を上顎歯列に求めることにしたが，上顎歯列の挺出が考えられたので，それを防ぐ目的で上顎左側の歯槽骨に TAD を植立し上顎のワイヤーと結紮した（加強固定，図 5-10）．顎間ゴム（131g/30mm）を|6 の近心部位に設置したクリンパブルフックと|5 に設置したパワーピンにセット（24 時間）し，毎日 1 回エラスティックを交換するように指示した（図 5-11）．濾胞性歯囊胞の確認から動的矯正治療終了までのパノラマエックス線写真を図 5-12 に提示する．囊胞の消失と患歯の挺出状態が確認できる．動的矯正治療終了後の口腔内写真を図 5-13 に提示する．上顎の咬合平面を保持した状態で下顎歯列が整えることができた．しかし，挺出させた|34 の付着歯肉量が少ないことが認められた．

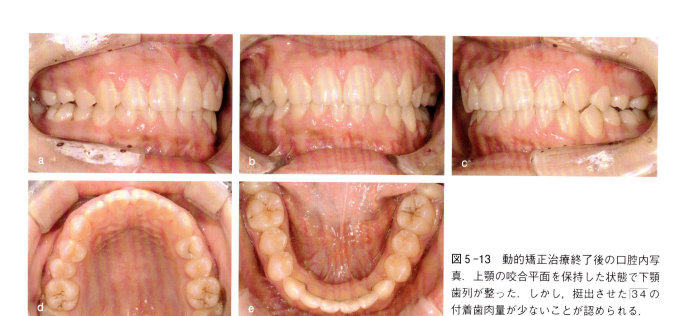

図5-13 動的矯正治療終了後の口腔内写真．上顎の咬合平面を保持した状態で下顎歯列が整った．しかし，挺出させた34の付着歯肉量が少ないことが認められる．

CASE 6：下顎犬歯の埋伏でTADを利用した症例

　患者は24歳，女性．主訴は「前歯部の空隙が気になる」とのこと．初診時には上下顎前歯部に空隙が存在し，C̅の晩期残存が認められた（図6-1）．パノラマエックス線写真からは，C̅の下部に集合性歯牙腫らしき像と過剰歯，および遠心に傾斜し完全埋伏した3̅が確認できた（図6-2）．集合性歯牙腫および過剰歯の存在が原因で，3̅が埋伏したと考えられる[4, 6]．

　患者の主訴である上下前歯部の空隙歯列の是正と，集合性歯牙腫の摘出および過剰歯の抜歯の後に，3̅の挺出治療を行うことを患者に提案したところ，了解を得た．はじめにMBSにより患者の主訴である前歯部の空隙を閉鎖するとともに，3̅の萌出余地を確保した．その後，C̅の唇側歯肉弁を翻転し，C̅の抜歯，および唇側の皮質骨を除去．集合性歯牙腫の摘出と過剰歯を抜歯した後，3̅の唇面にリンガルボタンをスーパーボンドにて設置した．縫合後には，リンガルボタンも埋伏してしまうためピッグテールをリンガルボタンに結紮し，エラスティックをセットするためのループが歯肉弁外に出るようにした．3̅は遠心傾斜している状態で埋伏しているため，牽引方向に近心方向のベクトルを付与する目的で，2̅に設置したブラケットの近心部から挺出するためのエラスティックを結紮した（図6-3）．

　図6-4に摘出した集合性歯牙腫と，抜歯したC̅および過剰歯を提示する．集合性歯牙腫は非常に小さい歯牙様構造物の集合であり，摘出後はエックス線写真にて完全に摘出できたことを最終確認した（図6-5）．挺出開始から9カ月後に，図6-6のように3̅が挺出してきた．

CASE 6　下顎犬歯の埋伏で TAD を利用した症例

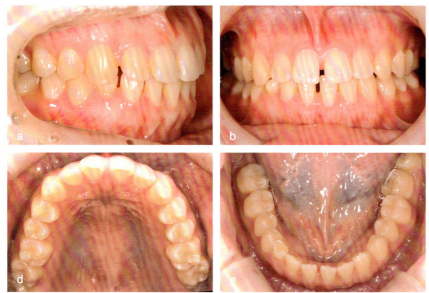

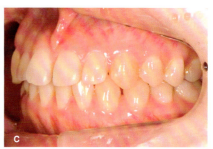

図6-1　患者は24歳，女性．主訴は前歯部の空隙が気になる．C|の晩期残存が確認できる．

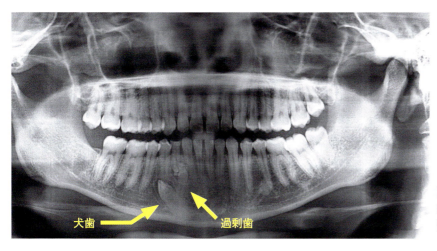

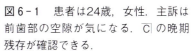

図6-2　初診時のパノラマエックス線写真．C|の下には，集合性歯牙腫，過剰歯，埋伏した犬歯が認められる．

　しかし，挺出力の反作用により下顎の歯列全体が歪んできた（図6-7）．ここで，上顎の歯列にレクタンギュラーワイヤーなどの剛性の大きいワイヤーを固定源としてセットし，|3のさらなる挺出をしたとすると，その反作用で上顎歯列にも多少なりとも歪みが生じることが考えられる．

　そこで32|間の唇側に，付着歯肉内のできるだけ根尖側寄りにTADを植立し絶対的固定源として，|3をエラスティック（20mm/94g）にて挺出を再開した（図6-8）．挺出開始から16カ月後，下顎歯列の歪みも解消し挺出はほぼ完了した．しか

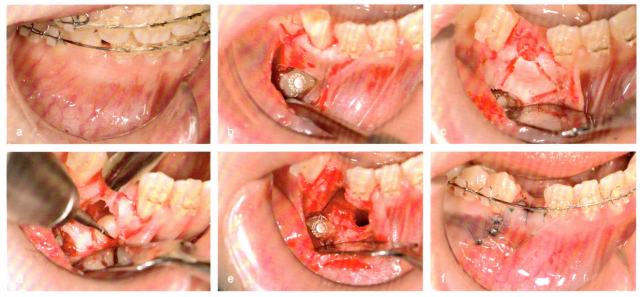

図6-3 C|の抜歯と，集合性歯牙腫および過剰歯を摘出し，3|の挺出を開始した．

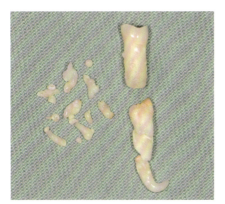

図6-4 摘出した集合性歯牙腫と抜歯したC|および過剰歯．

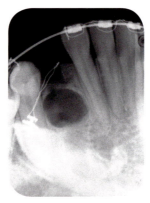

図6-5 3|の挺出を開始した．

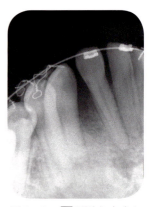

図6-6 3|が近心方向に挺出してきた（挺出開始9カ月）．

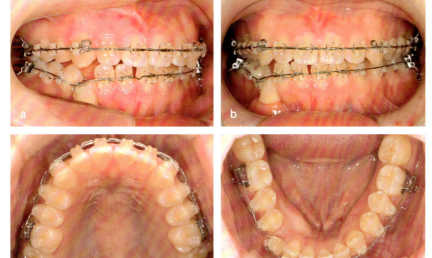

図6-7 3|が挺出してきたが，挺出力の反作用により下顎の歯列全体が歪んできた（挺出開始7カ月）．

Chapter 6 　埋伏歯の牽引と咬合平面の維持管理にも応用したい

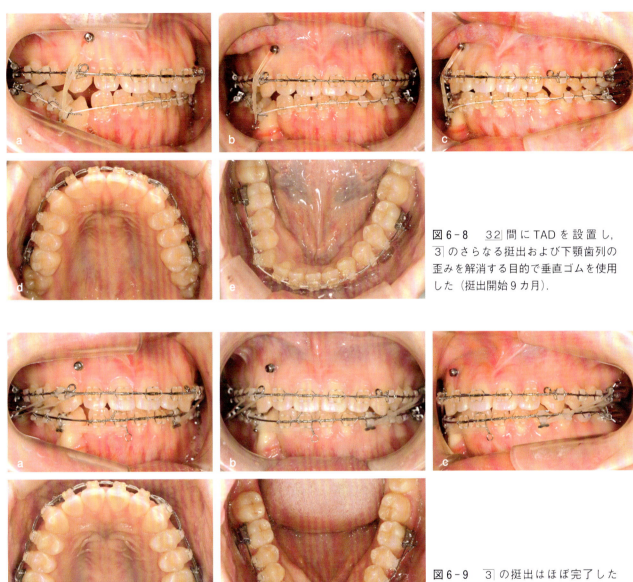

図6-8　3̲2̲間にTADを設置し，3̲のさらなる挺出および下顎歯列の歪みを解消する目的で垂直ゴムを使用した（挺出開始9カ月）．

図6-9　3̲の挺出はほぼ完了したが，舌側に傾斜していることが認められた（挺出開始16カ月）．

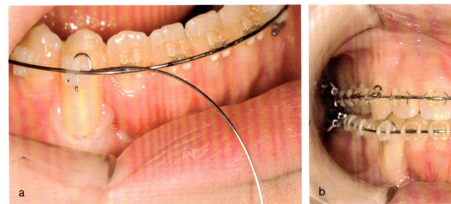
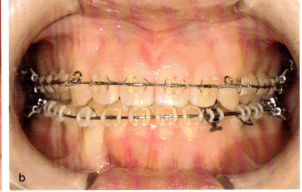

図6-10　IRTAにより3̲にルートリンガルトルクをかけ（a），3カ月ほどで舌側傾斜を是正した（b）．

Troubleshooting ⑥ 埋伏歯の挺出後に歯根が露出してしまった

軟組織をマネジメントできる技術を持つ
　埋伏歯を挺出すると付着歯肉が少ない状態になることが多い．根面被覆術など，歯周形成外科のテクニックを身に付けておきたい．

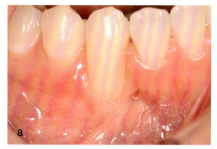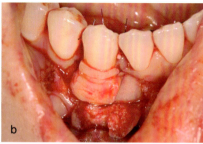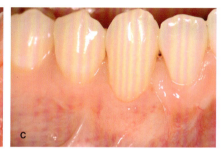

図6-11　挺出した3|には付着歯肉が欠如していたため，根面被覆術を施術した（a・b）．cは術後8カ月．

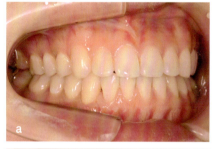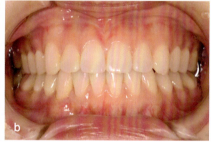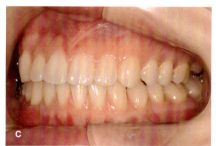
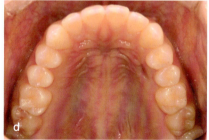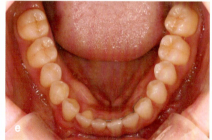

図6-12　治療終了時の口腔内写真（初診から4年）．患者の主訴である上下前歯部の空隙は閉鎖し，緊密な咬合を確立できた．M型の犬歯ガイドを付与し，審美的にも患者の満足が得られる結果となった．

し，3|の歯冠は舌側に傾斜していることが確認できる（図6-9）．そこで，IRTA（Invisible Root Torquing Auxiliarie＊）により3|にルートリンガルトルクをかけ，舌側傾斜を是正した（図6-10）．
　埋伏歯を挺出させた場合，付着歯肉の量が少なくなると言われている．この症例も付着歯肉の量がほとんどなく，審美的にも，歯の予知性に関しても不安を感じた．そこで患者に根面被覆術の歯周形成外科を提案し，了解を得て施術した（図6-11）．
　治療終了時の口腔内写真を図6-12に提示する．患者の主訴である上下前歯部の空

＊IRTA：
　図6-10に提示したワイヤー（IRTA）を，1歯のブラケットのバーティカルスロットおよび隣接歯のホリゾンタルスロットに設置することで，1歯のみのトルクコントロールが可能となる．

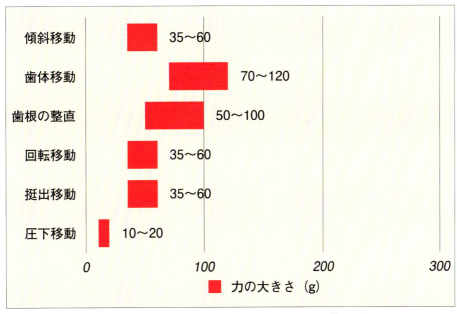

図7　各移動様式に必要な矯正力の大きさ（文献[12]より）．

隙を閉鎖し，緊密な咬合が確立できた．咬合様式は両側ともM型の犬歯ガイドとし，顎関節の保護を目的としたLateral Protrusive Tooth Guidance[10]を確立した．審美的にも患者の満足が得られる結果となった．矯正治療の保定装置としては，下顎は舌側のワイヤーリテーナー，上顎はホーレータイプリテーナーを設置している．

TADを固定源とすることで効率的な挺出が可能

　歯を矯正する場合，その矯正力に対する固定源が必要になってくる．埋伏している歯を挺出させるために，歯列やTADを利用して歯槽骨もしくは顎骨に固定源を求めるが，歯を挺出させる力は非常に小さくて済む場合が多い（図7）[12]．しかし，その挺出期間が長くなるのであれば，絶対的固定源を有するTADのほうが有効であるように考える．今回，上下顎犬歯の完全埋伏歯を挺出するにあたり，上顎のほうが挺出力も小さくて済み挺出期間も短かった．そのため，同顎歯列にその固定源を求めるだけで矯正治療が可能となった．

　しかし，下顎の完全埋伏した犬歯を挺出させようとした症例では，同顎の歯列がその反作用により圧下し始め，歯列に歪みが生じてきた．このことを解消する目的で，対顎の歯槽骨にTADによる固定源を求めることで，効率的に挺出させることが可能となった．

　CASE 4 〜 6を比較することにより，TADの臨床応用の有効性を少しでもご理解いただければ幸いである．矯正治療は，従来の装置を活用すればTADがなくとも治

療は可能であろう．しかし，TADを有効に活用することにより，矯正治療のシステムが簡素化され効率的な治療が可能になる場合も少なくない．

Chapter 6 の参考文献

1) Tanaka E, Hasegawa T, Hanaoka K, Yoneno K, Matsumoto E, Dalla-Bona D, Yamano E, Suekawa Y, Watanabe M, Tanne K：Severe crowding and a dilacerated maxillary central incisor in an adolescent. Angle Orthod, 76（3）：510-518, 2006.
2) Macías E, de Carlos F, Cobo J：Posttraumatic impaction of both maxillary central incisors. Am J Orthod Dentofacial Orthop, 124（3）：331-338, 2003.
3) Chew MT, Ong MM：Orthodontic-surgical management of an impacted dilacerated maxillary central incisor：a clinical case report. Pediatr Dent, 26（4）：341-344, 2004.
4) Batra P, Duggal R, Kharbanda OP, Parkash H：Orthodontic treatment of impacted anterior teeth due to odontomas：a report of two cases. J Clin Pediatr Dent, 28（4）：289-294, 2004.
5) Sharma D, Garg S, Singh G, Swami S：Trauma-induced dentigerous cyst involving an inverted impacted mesiodens：case report. Dent Traumatol, 26（3）：289-291, 2010.
6) Moraes RS, Farinhas JA, Gleiser R, Primo LG：Delayed eruption of maxillary permanent central incisors as a consequence of mesiodens：a surgical re-treatment approach. J Clin Pediatr Dent, 28（3）：195-198, 2004.
7) Hou R, Kong L, Ao J, Liu G, Zhou H, Qin R, Hu K：Investigation of impacted permanent teeth except the third molar in Chinese patients through an X-ray study. J Oral Maxillofac Surg, 68（4）：762-767, 2010.
8) 糸瀬正通, 山道信之 監：ATLASで学ぶ歯科用コーンビームCT診断のポイント64．クインテッセンス出版，東京，2011.
9) Kesling PC：TIP-EDGE PLUS GUIDE. 日本ティップエッジ矯正研究会，千葉，2015.
10) 小出 馨 編：補綴臨床別冊／臨床機能咬合学．医歯薬出版，東京，2009.
11) Kohavi D, Zilberman Y, Becker A：Periodontal status following the alignment of buccally ectopic maxillary canine teeth. Am J Orthod, 85：78-82, 1984.
12) Proffit WR：プロフィトの現代歯科矯正学．クインテッセンス出版，東京，2009.

COLUMN③
矯正治療によって生じた歯肉退縮のリカバリー

　矯正治療により，歯周組織に医原性の影響を生じることがある．提示した症例では，前歯部の叢生を解消した折，ボーンハウジングから逸脱した歯の唇側歯肉が退縮した．症状としては冷水痛や擦掻痛を生じることもあり，歯周形成外科により根面被覆術を施す必要がある．本症例は，矯正治療後に歯肉退縮を生じるも患者に根面被覆術を拒否されたが，その後，擦過痛が生じてきたために同意を得た．術後7年が経過しても歯周組織は安定している．

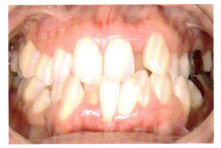

前歯部の叢生が主訴で来院した矯正治療前の口腔内写真．

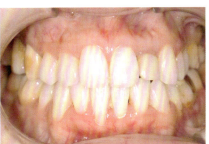

矯正治療後の状態．

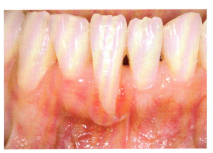

矯正治療1年後，1̄の歯肉退縮が進行していることが認められる．

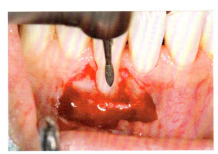

トラベゾイダル型に切開し，翻転後にルートプレーニングをした．

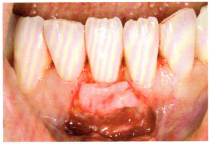

口蓋から結合組織を採取して根面に試適した．

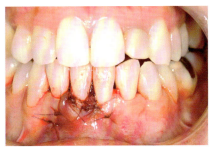

縫合直後の状態．

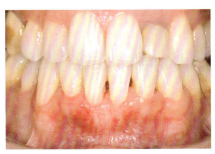

施術1年後の状態．

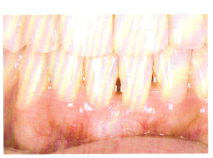

施術7年後の状態．

Part 2
TADを応用した包括歯科治療

Chapter 7

歯周病および大臼歯欠損症例にも応用したい

　全顎的な矯正治療とは，歯周組織が健全であり審美的要因や機能的要因等を改善する目的で青年期もしくは成人期に対する治療が主であろう．しかし，中年期以降も包括的に治療を進めるうえでは，矯正治療は欠くことができない治療オプションの1つではないかと考えている．

　患者の年齢が進むにつれ，統計学的には大臼歯の欠損率が高まり（**図1**），全顎矯正治療における長期的に信頼できる固定源が喪失している症例に多く遭遇することがある．そのような症例に対し，TADを絶対的固定源として有効活用していきたい．

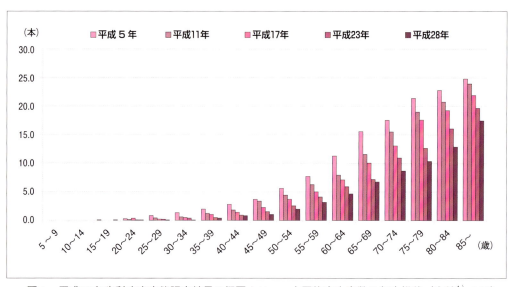

図1　平成28年歯科疾患実態調査結果の概要より．一人平均喪失歯数の年次推移（文献[1]より）．

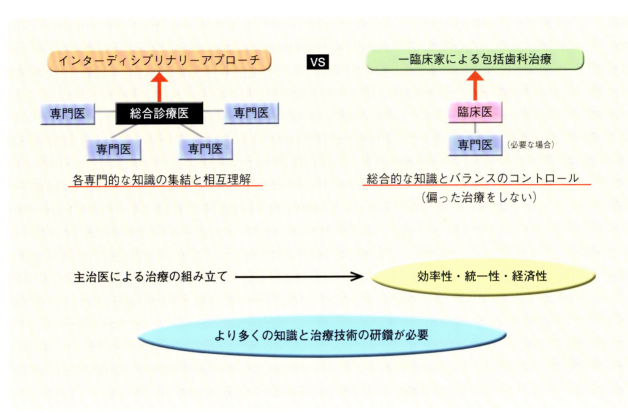

図2　インターディシプリナリーアプローチと一臨床家による包括歯科治療.

専門家によるインターディシプリナリーか，一臨床家による包括治療か

　患者の口腔内を一単位として捉え包括的に治療を進めるためには，大きく分けて，「インターディシプリナリーアプローチ」と「一臨床家による包括歯科治療」の2つのアプローチ法がある．

　インターディシプリナリーアプローチとは，各分野の専門家たちが1つの治療目標を立て，そこに向かって緊密な相互連携のもと治療を進めていくことである．一方，一臨床家による包括歯科治療を進めるにあたっては，各専門分野に関する知識と経験が必要になり，高度な医療技術を提供するのは並大抵のことではないかもしれない．しかし，一人で治療を行えるがゆえに治療目標の設定については容易に統一性が得られ，治療を進めるうえでも非常に円滑で効率がよいし，各分野における当該疾患に対する治療意義に関する解釈も深く認識できれば，その治療効果も高くなると考えている．また，その効率性から患者にとっては経済性にも優れた対応になるであろう（図2）．

表　包括歯科治療における治療ステップ
・主訴に対する応急的処置
・資料採取
・治療計画の立案とカウンセリング
・基本治療（不良補綴物の除去／歯周組織の炎症のコントロール）
・暫間補綴物による咬合の安定および保存修復処置
・矯正治療／歯周外科処置／インプラント治療
・暫間補綴物による歯周組織の安定と顎位の模索
・最終プロビジョナル
・最終補綴物
・メインテナンスまたは SPT

包括歯科治療における治療ステップ

　包括的な歯科臨床を進めていくうえでの基本的な治療ステップを表に提示する．この中でも，「暫間補綴物による咬合の安定および保存修復処置」から「最終プロビジョナル」に至るまでの治療順序は複雑化しており，それに対する考え方やエビデンスも多様化している．歯周基本治療後の外科処置を伴う歯周組織再生療法，および矯正治療の治療順序も症例によっては異なる．歯列が叢生状態にあり歯根間距離が短い場合には，まずは矯正治療により歯根間距離を適正化し，歯周組織を再生させる好条件を設定できるのであれば，矯正治療を優先すべきである．しかし，歯周組織再生療法のための解剖学的問題がなければ，歯周組織再生療法後に矯正治療を施術することで骨再生が活性化するとも言われている[2]．

CASE 1：歯周病および大臼歯欠損に TAD を応用した症例[3]

　患者は52歳，女性．上顎前歯部の動揺を主訴に来院された（図3-1・図3-2）．重度の広範性慢性歯周炎であり，咬合高径の低下と上顎前歯部のフレアーアウトが認められた．患者は治療期間および経済的な理由から，全顎的な矯正治療までは望んでいなかった．上顎前歯部のフレアーアウトの改善のためには，上顎前歯部の単なる舌側への移動のみならず圧下させる必要がある．舌側への移動をするために顎間ゴムである2級ゴムを活用したとしても，上顎前歯部を圧下させるための固定源を上顎臼歯部へ求める必要性がある．しかし，この症例は臼歯部の欠損に加えて上顎臼歯部の動揺が認められた．そこで，TAD を上顎左右臼歯部の MGJ（歯肉‐歯槽粘膜境）付近の高い位置に設置し，上顎前歯部に対する圧下力とともにフレアーアウトを改善することにした（図3-3）．

　動的矯正治療後の口腔内写真を図3-4に提示する．患者の主訴である上顎前歯部のフレアーアウトは改善された．654|の欠損部はインプラント補綴とし垂直的な咬

CASE 1　歯周病および大臼歯欠損にTADを応用した症例

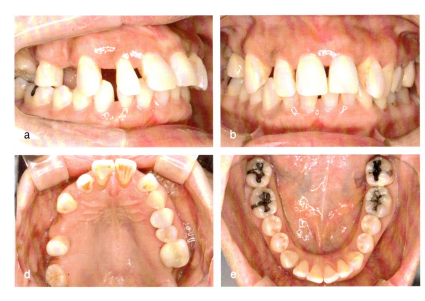

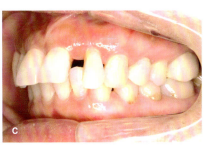

図3-1　患者は52歳，女性．上顎前歯部の動揺が主訴で来院された．歯周病が進行しており，咬合高径が低下したことで下顎前歯部による突き上げが起こり，上顎前歯部のフレアーアウトと動揺が認められた．

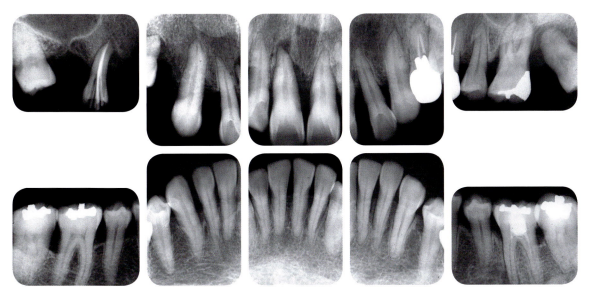

図3-2　治療初期におけるデンタルエックス線写真10枚法．
全顎的に垂直的，水平的にも骨欠損状態が認められ，重度の広範性慢性歯周炎と診断した．

合力を負担させ，犬歯ガイドおよび早期な臼歯部離開咬合を設定することにより，咬合の安定を確立させた．

　初診時に上顎前歯部において垂直性骨欠損が認められたが，ボーンハウジングから逸脱した上顎前歯部を圧下させることにより，歯周組織再生療法を施術することなく歯根周囲の歯周組織がある程度改善された（図3-5）．このような歯の位置異常が生じている症例に対しては，矯正治療を優先させるべきであろう．

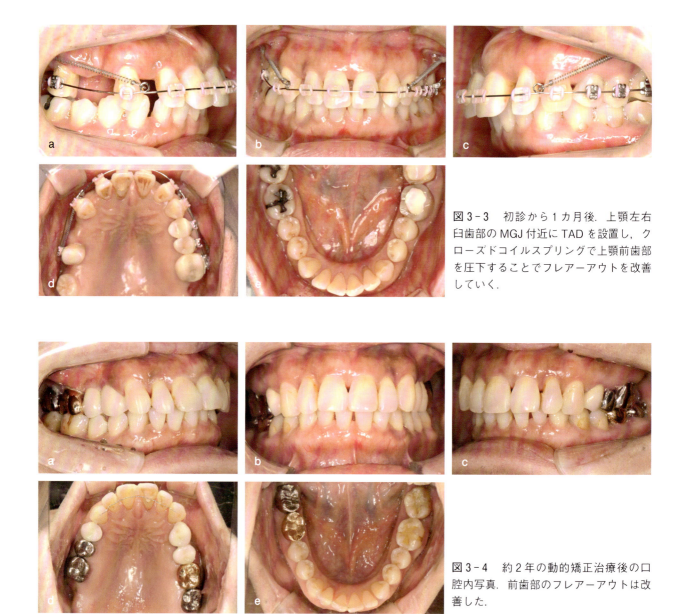

図 3-3 初診から 1 カ月後．上顎左右臼歯部の MGJ 付近に TAD を設置し，クローズドコイルスプリングで上顎前歯部を圧下することでフレアーアウトを改善していく．

図 3-4 約 2 年の動的矯正治療後の口腔内写真．前歯部のフレアーアウトは改善した．

Troubleshooting ⑦　歯周病患者への TAD 埋入

1. **歯槽骨が吸収していて最適な埋入場所がない**
   矯正力をかけるベクトル方向を延長したライン内で TAD を設定するか，もしくは TAD 以外の矯正治療システムを選択する必要がある．
2. **歯周病罹患歯を動かしたい**
   歯周組織の炎症を十分にコントロールした後に矯正治療を開始すべきである．
3. **矯正力をかける歯の支持歯槽骨が少ない**
   通常の矯正力を減じて力をかける必要がある．設定する固定源にも留意したい（TAD の活用）．

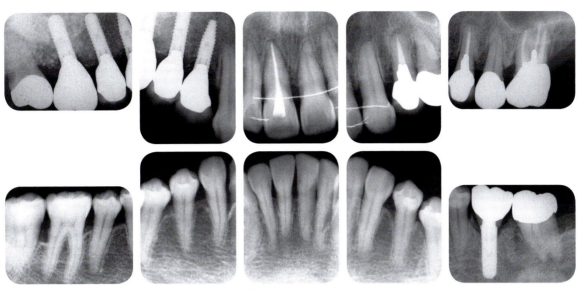

図3-5　同デンタルエックス線写真10枚法.
上顎前歯部は歯周基本治療後の矯正治療のみで歯根周囲の歯槽骨とアタッチメントレベルが回復している．治療前にボーンハウジングから逸脱している状態を矯正治療で改善した効果と考えている．

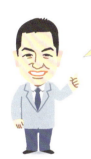

歯の位置異常が生じている症例には，先行して矯正治療を検討する．

CASE 2：臼歯部咬合崩壊症例へのTADの応用

　患者は58歳，女性．主訴は，上顎前歯の前突感が気になる，全体的に歯がしみて奥歯が痛くて噛めないとのこと．口腔内検査から前歯部の過度のオーバージェットとオーバーバイトが認められた．また，6|および|6に3度の動揺があり，臼歯部の咬合崩壊が認められた（**図4-1**）．エックス線検査により，全顎的に重度の垂直性骨吸収を認める．根尖まで歯槽骨を喪失してしまっている歯が4本（6|，7|遠心根，|6，|6）存在しており，抜歯適応とした（**図4-2**）．

　治療計画の大要は，歯周基本治療により歯周環境を整えた後，矯正治療による歯根の整直と審美性の回復，大臼歯のインプラント補綴による臼歯部の垂直的な咬合圧の支持，前歯部の補綴処置によるアンテリアガイダンスの確立とした．

　不良補綴物の除去，および抜歯と歯周基本治療を終えた後に全顎矯正治療を開始した．上顎前歯部の過度のオーバーバイトおよびオーバージェットを改善するためには，通常顎間ゴムを活用するが，左下の大臼歯が欠損していることにより2級ゴムは使用できない．そこで，上顎臼歯部歯槽骨にTADを設置することにした．

　このような場合，MGJ付近の高い位置にTADを設置し上顎前歯部に圧下力をかけたいが，7|を喪失して長期間経過し，歯槽骨および付着歯肉が失われた6|の抜歯

CASE 2　臼歯部咬合崩壊症例へのTADの応用

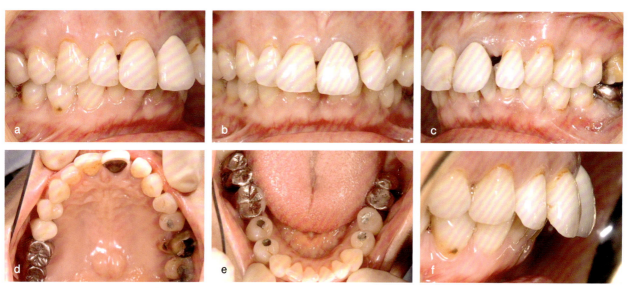

図4-1　患者は58歳，女性．主訴は，上顎前歯の前突感が気になる．全体的に歯がしみて奥歯が痛くて噛めない．前歯部の過度のオーバージェット，オーバーバイトおよび臼歯部の咬合崩壊が認められる．

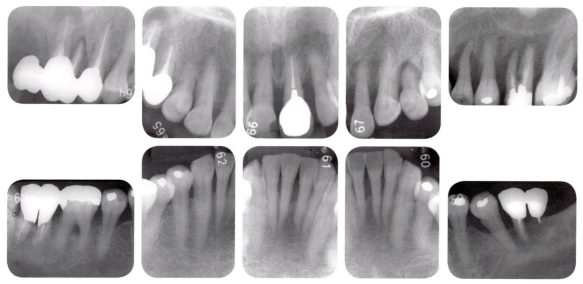

図4-2　全顎的に重度の骨吸収を認める．歯根尖まで歯槽骨を喪失してしまっているホープレスな歯が4本（6̄|，7̄|遠心根，|6̄，|6̄）存在していた．

により，TADを高位に設置することができなかった．そこで，上顎左右のTADの位置を対称的にするとともに，上顎のワイヤーにはスピーの彎曲を強めに設定することとした．また，オーバーバイトの改善を目的として，下顎前歯部歯槽骨にTADを設置し，下顎前歯部に圧下力をかけた（図4-3）．

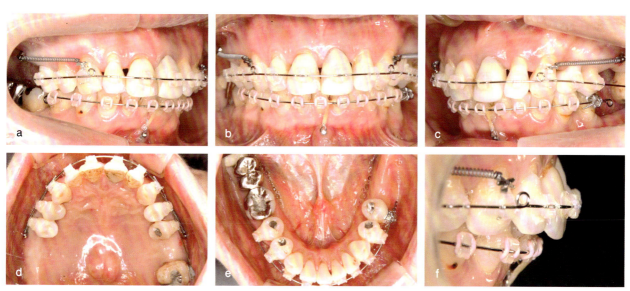

図4-3 上顎臼歯部歯槽骨および下顎前歯部歯槽骨にTADを設置し，前歯部の過度のオーバージェットおよびオーバーバイトの改善を是正することにした．

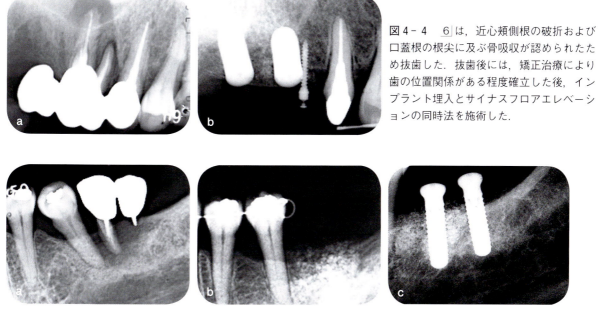

図4-4 6|は，近心頬側根の破折および口蓋根の根尖に及ぶ骨吸収が認められたため抜歯した．抜歯後には，矯正治療により歯の位置関係がある程度確立した後，インプラント埋入とサイナスフロアエレベーションの同時法を施術した．

図4-5 |6は動揺度3，根尖に及ぶ骨吸収が認められ抜歯した．|5は近心傾斜をアップライトし，歯周組織再生療法とともに|6の部位にGBRを施術した．その3カ月後に|67部にインプラントを埋入した．

　抜歯した6|部には，矯正治療によりある程度歯の位置関係が確立した後に，インプラント埋入とサイナスフロアエレベーションの同時法を施術した（図4-4）．また|6を抜歯した後に，|5は近心傾斜を是正し，近遠心の重度の垂直性骨欠損を歯周組織再生療法および|6の部位のGBRにて改善した．その3カ月後に|67部にインプラントを埋入した（図4-5）．

　動的矯正治療終了時の口腔内写真を図4-6に示す．臼歯部の欠損部には，インプ

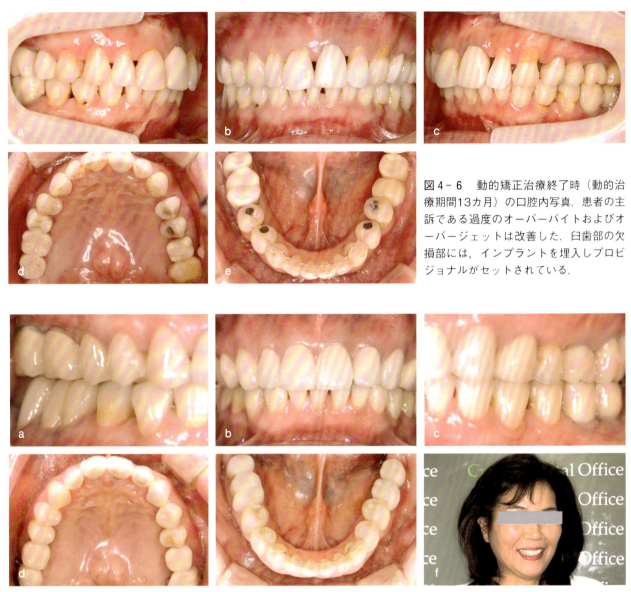

図4-6 動的矯正治療終了時（動的治療期間13カ月）の口腔内写真．患者の主訴である過度のオーバーバイトおよびオーバージェットは改善した．臼歯部の欠損部には，インプラントを埋入しプロビジョナルがセットされている．

図4-7 最終補綴物セット時の口腔内写真および顔貌写真（初診から2年6カ月）．機能的にも審美的にも患者の満足を得ることができた．

ラントを埋入しプロビジョナルがセットされた状態である．咬合関係が改善されてくると患者のQOLは上昇した．患者の主訴である過度のオーバーバイトおよびオーバージェットも改善し，プロビジョナルにて顎位の安定を模索した．

最終補綴物セット後の口腔内写真を図4-7に示す．審美的および機能的にも患者の満足を得られる結果となった．主訴の1つである過度の冷水痛により，矯正治療中に上顎前歯部は抜髄処置をやむなく行った．全顎的な骨のレベリングが達成されたが，メインテナンスには注意を要した（図4-8）．

初診時から9年後のエックス線写真を図4-9に示す．|4はメインテナンス中に破折が認められ，インプラントによる補綴となった．

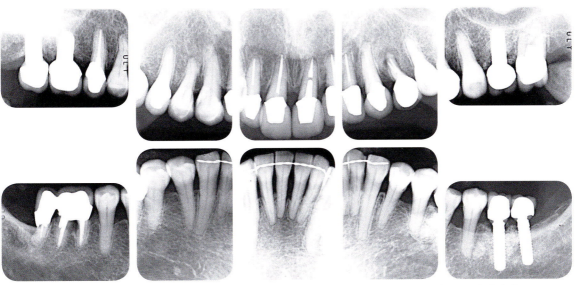

図4-8　最終補綴物セット時のエックス線写真．初診時と比較すると骨のレベリングもある程度達成された．

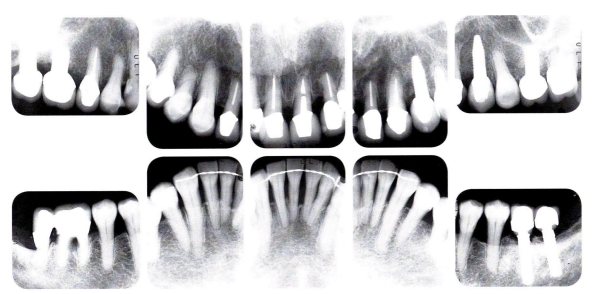

図4-9　9年後のエックス線写真．治療後に不安視していた|4は，メインテナンス中に破折が認められ抜歯に至った．

Chapter 7 の参考文献

1）厚生労働省：平成28年歯科疾患実態調査．https://www.mhlw.go.jp/toukei/list/62-28.html
2）Nemcovsky CE, Zubery Y, Artzi Z, Lieberman MA：Orthodontic tooth movement following guided tissue regeneration：report of three cases. Int J Adult Orthodon Orthognath Surg, 11（4）：347-355, 1996.
3）金成雅彦：欠損歯列におけるインプラント治療と矯正治療の組み立て．歯界展望，123（6）：1098-1116, 2014.

Chapter 8

欠損歯列におけるTADによる矯正治療とインプラント治療の組み立て方

　初診時の患者には，さまざまな主訴が存在する．包括歯科治療の進め方はChapter 7で述べたとおりであるが（Chapter 7の表），治療の組み立て方の最初にすべき項目は，患者の主訴を解決することである．患者が審美的要件を当初に望むのであれば，矯正治療を優先すべきであるし，また，臼歯部に欠損状態が存在し摂食障害を訴えているのであれば，何らかの補綴処置を優先すべきであろう．

　矯正治療を進めるうえで必要なことは，歯を動かすための固定源である．動かない固定源，いわゆる絶対的固定源として以前は，頭蓋骨が利用されてきたが，現在はTADと補綴用インプラント（以下，インプラント）の両者が多く活用されている．両者の矯正治療の固定源としての成功率を表1に提示する．TADは60～100％の成功率であるのに対し，インプラントは100％の成功率であり，固定源としては非常に信頼されるシステムとなっている．TADは矯正治療中に脱落した場合，部位を変えるなどの再植立が可能であり，生体に対する侵襲度は比較的低いが，インプラントの場合には脱落しての再埋入は大きな侵襲を併うため回避したい．しかし，文献的にはインプラントを固定源として用いた場合の脱落例は報告されていない．

　何らかの原因で歯を失い，最終的に補綴処置をする場合，補綴の術前処置として矯正治療が必要になることは日常臨床の中で多く経験している．最終補綴処置がインプラント治療となる場合，矯正治療の固定源としては，TADもしくはインプラントのどちらを選択すべきであろうか．

表1 骨に固定源を求めた治療法の成功率（システマティックレビュー）[8]

骨に固定源を求めたシステム	成功率（%）
ミニプレート	91.4〜100
口蓋インプラント	74.0〜93.9
ミニスクリュー（TAD）	61〜100
補綴用インプラント	100

矯正治療とインプラント治療のどちらを優先すべきか？

　口腔内に歯列不正が存在する場合，矯正治療もしくは補綴治療にて改善することがある．歯に対する侵襲度を考慮に入れた場合には，往々にして矯正治療を選択したい．さらに，口腔内に欠損状態が存在し，患者がインプラント治療を選択した場合には，その治療法および治療順序に注意を要する．動かさなければならない歯が少なくTADによるシンプルな矯正治療（Chapter 3のCASE 3を参照）を行うか，もしくは全顎矯正治療を行うが，患者の第一の主訴が歯列不正である場合（Chapter 7のCASE 2を参照）などの症例に対しては，まずは矯正治療により歯列不正を是正し，歯の欠損部位の最終的な位置（近遠心的，頬舌的な位置）を決定してからインプラントを適切な位置に埋入すべきである．これは，「矯正主導型の治療」と言えよう．

　しかし，患者の主訴が臼歯部を失ったことによる摂食障害であるならば，早期に咬合支持を確立し患者のQOLを向上させたい．その場合には，矯正治療前にインプラント治療を行うため，矯正治療後の歯の位置を明確にイメージしてインプラントの植立位置を決定する必要がある．いわゆる「補綴主導型の治療」である．植立したインプラントは，その信頼性から矯正治療の固定源として大きな役割を果たすであろう．なお，解剖学的な歯の位置と矯正治療後の歯の位置は必ずしも一致しないので，解剖学的な歯の位置を参考にしてインプラントを埋入すべきではないことを追記しておく．

絶対的固定源（TAD，インプラント）の適応症

　矯正主導型の絶対的固定源であるTADは，矯正治療後の歯のポジションが矯正治療前に明確にならないような水平的な顎位の大きな変更をする場合に適用したい．つまり，三次元的な矯正後の歯列の位置を予見できない場合である．たとえば，大臼歯部が欠損状態で咬合高径が低下し下顎前歯部による突き上げが起こり，前歯部に早期接触が起こることによりエングラムが発生し，下顎を後方へと常に位置させている場合などである（Chapter 7のCASE 2を参照）．また，前述したように患者が早期に歯列不正の是正を望むが，歯にはその固定源を設置することができない場合．さらに

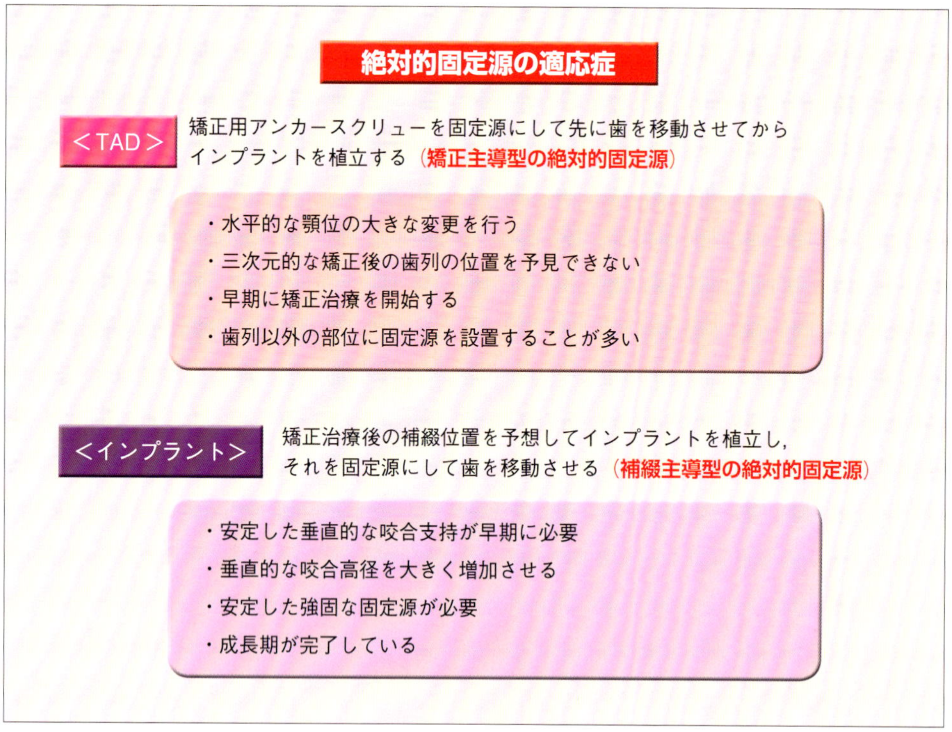

絶対的固定源の適応症

<TAD> 矯正用アンカースクリューを固定源にして先に歯を移動させてからインプラントを植立する（**矯正主導型の絶対的固定源**）

・水平的な顎位の大きな変更を行う
・三次元的な矯正後の歯列の位置を予見できない
・早期に矯正治療を開始する
・歯列以外の部位に固定源を設置することが多い

<インプラント> 矯正治療後の補綴位置を予想してインプラントを植立し，それを固定源にして歯を移動させる（**補綴主導型の絶対的固定源**）

・安定した垂直的な咬合支持が早期に必要
・垂直的な咬合高径を大きく増加させる
・安定した強固な固定源が必要
・成長期が完了している

図1 絶対的固定源としてTADもしくはインプラントを選ぶ場合のそれぞれの適応症．

解剖学的制約により早期にインプラントを植立できない場合などにTADの適応症となる．

　補綴主導型の絶対的固定源であるインプラントは，患者の主訴も重要であるが，安定した垂直的な咬合の支持が早期に必要な場合や，矯正治療の前処置や審美的な改善等により垂直的な咬合高径を大きく増加させたい症例に適用したい．また両者の成功率から考慮すると，矯正治療が長期に及ぶ場合にはインプラントの高い信頼性に頼らざるを得ない症例もある．最後に，矯正治療後の歯列の変化をある程度明確に予見できる症例で，年齢的もしくは解剖学的制約を受けない場合に応用する（**図1**）．

CASE 1：矯正治療前にインプラントを植立し固定源として応用した症例[12]

　患者は67歳，女性．主訴は下顎の義歯が合わなくて長年困っているとのこと．初診時の口腔内写真を**図2-1**に提示する．下顎の臼歯部欠損により上顎左右臼歯部の挺出，下顎前歯部の叢生，正中の不一致等が確認できる．顔貌所見としては，上下口唇部がやや突出したコンベックスタイプであり，鼻唇角が65°（平均値は90°），および下顔面高がやや小さくなっていることにより咬合高径の低下が認められた．また，閉口時には口腔周囲筋の緊張状態が認められた（**図2-2**）．初診時のエックス線写真を**図2-3**に提示する．歯周病学的に大きな問題はないが，|5 が欠損したことにより|6 が大きく近心傾斜していた．

CASE 1　矯正治療前にインプラントを植立し固定源として応用した症例

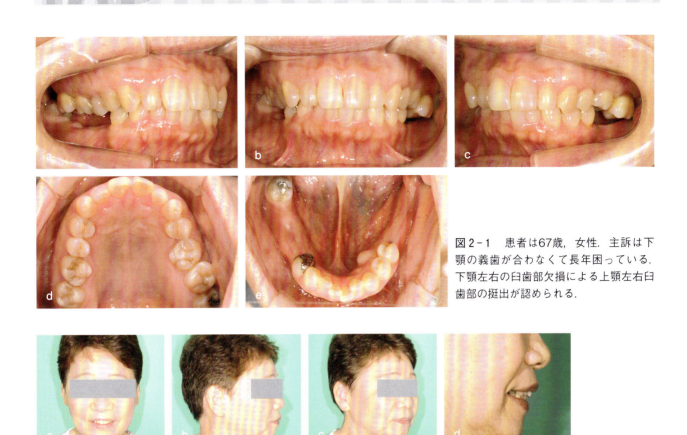

図2-1　患者は67歳，女性．主訴は下顎の義歯が合わなくて長年困っている．下顎左右の臼歯部欠損による上顎左右臼歯部の挺出が認められる．

図2-2　上下口唇部がやや突出したコンベックスタイプであり，下顔面高がやや小さく咬合高径の低下を生じている．また，閉口時には口腔周囲筋の緊張状態が認められる．

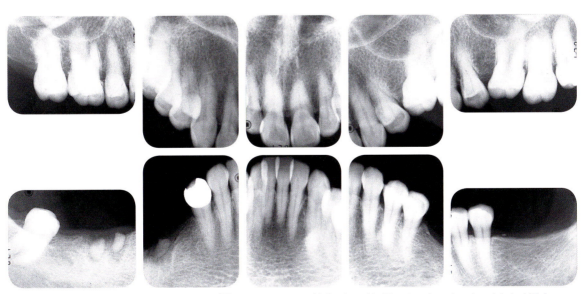

図2-3　初診時のエックス線写真．6┘は残根状態で要抜歯．└5が欠損したことにより└6が大きく近心傾斜している．歯周病学的な大きな問題は認められない．

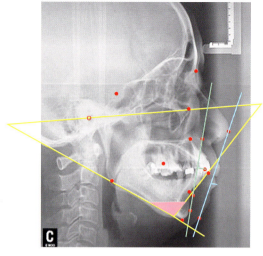

	Mean	Analysis	S.D.
SNA	80.09	81.44	0.39
SNB	76.04	74.31	-0.50
ANB	4.05	7.12	
U1-SN	107.94	110.83	0.59
IMPA	95	107.89	
FMA	26	30.59	
SN-Md	30.01	38.19	2.00
L1-Apo	4.0	7.21	2.14
E Line-Lower Lip	0.9	6.81	2.57
McNamara Line-A	1.0	0.00	-0.5
McNamara Line-Po	-3.0	-15.54	-6.27
Wits	-2	4.26	3.13

図2-4　IMPA（下顎下縁平面に対する下顎前歯長軸の傾斜角，ピンク部）より下顎前歯が唇側に傾斜し，L1-Apoライン（顎顔面に対する下顎前歯部の突出度）により下顎前歯部が7mmほど唇側に出ており，E Line-Lower Lipにより上下口唇部が突出していることが認められる．

　図2-4のセファロ分析によると異常な値がいくつか挙げられるが，IMPA，L1-Apo，E Line-Lower Lipに注目したい．IMPAは下顎下縁平面に対する下顎前歯長軸の傾斜角であり，本症例では下顎前歯が唇側に傾斜しているのが確認できた．L1-Apoラインは顎顔面に対する下顎前歯部の突出度を示すものであり，平均値よりも3mmほど唇側に出ていた．そしてE Line-Lower Lipは審美的な指標でもあるが，下口唇が前方に突出していることが認められた．

　他のセファロ分析値と口腔内写真，顔面写真，模型分析等をもとに診断した結果，
①上顎骨，上顎前歯部は正常
②下顎前歯部が唇側に傾斜
③臼歯部欠損のため咬合高径が低下
④下顎頭が上後方に押し込まれている

ことが認められた．そこで治療計画の指針としては，下顎臼歯部の欠損部にインプラントを植立したのちに，矯正治療にて上顎右側臼歯部の圧下と上顎左側大臼歯部のアップライト，ならびに下顎両側小臼歯部の遠心移動と下顎前歯部の叢生を改善することとした．

　そこで，具体的な治療順序を次のように立てた（図2-5）．患者の主訴は摂食障害であり，一日も早い臼歯部の垂直的な咬合支持を獲得するために，矯正治療の前に下顎臼歯部にインプラントを植立．その免荷期間中に，矯正治療による上顎右側臼歯部の圧下と上顎左側大臼歯部のアップライトをし，下顎両側臼歯部のインプラントの骨性結合後に，それを固定源に下顎両側小臼歯部の遠心移動と下顎前歯部の叢生を改善することにした．

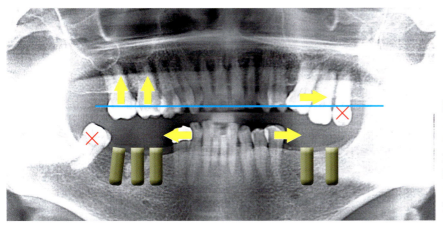

図2-5 下顎臼歯部の欠損部にインプラントを植立したのちに，矯正治療にて上顎右側臼歯部の圧下と上顎左側大臼歯部のアップライトと下顎両側小臼歯部の遠心移動と下顎前歯部の叢生を改善する計画を立てた．
青線は仮に設定した咬合平面．

しかし，ここで大きな問題が生じた．「矯正治療前の口腔内にインプラントをどの位置に植立すべきなのか」という点であった．そこで，矯正治療後の調和のとれた顔貌と安定した咬合とが得られる1つの基準とされているTweedの分析法を利用した．Tweedは，矯正治療の目標を次のように捉えていた．

①顔面線の最良の均衡と調和

②治療後の咬合の安定

③健康な口腔組織

④能率的な咀嚼機構

そして，矯正治療後に，長期的に歯列が安定するための条件として「Tweedの三角」と呼ばれる角度がそれぞれFMA25°，FMIA65°，IMPA90°に近似している必要がある，と提唱した（図2-6）．

この患者の場合のIMPA，いわゆる下顎下縁平面に対する下顎前歯長軸の傾斜角を正常の値に近づけるということにより，上述の矯正治療の目標の中の「顔面線の最良の均衡と調和」ならびに「治療後の咬合の安定」を図ることにした．そこで，初診時の107.89°を日本人の女性の理想値である95°にすることとした．下顎前歯部の歯根1/3を回転の中心に設定しその角度を是正すると，下顎前歯部切端は4mm舌側に入った．さらに，この値が正しいかを検証するには，顎顔面に対する下顎前歯部の突出度を表すL1-Apo Lineにて確認した．図2-7において，術前の値が7.21mmであるので，マイナス4mmで，3.21mmとなり許容範囲内に入った．つまりこの患者は，下顎前歯部を4mm舌側に入れることで顎顔面と歯列の前突度の調和が獲得できることがわかった．

以上より，矯正治療前に適正な位置にインプラントを植立するためのサージカルガイドを製作した．最初に下顎前歯部の傾斜と叢生を是正したセットアップモデルを製作した．それに，セファロ上における値を反映し，下顎前歯部を4mm舌側に移動

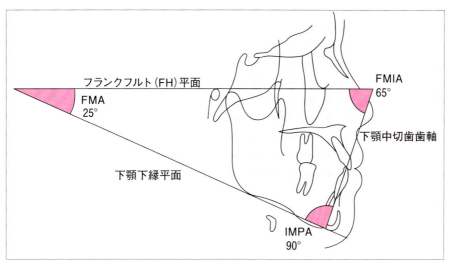

図2-6 Tweedの分析法（文献10）．矯正治療後に，長期的に歯列が安定するための条件としてFMA，FMIA，IMPAのそれぞれの角度が設定されており，この角度に近似することを目的とした．

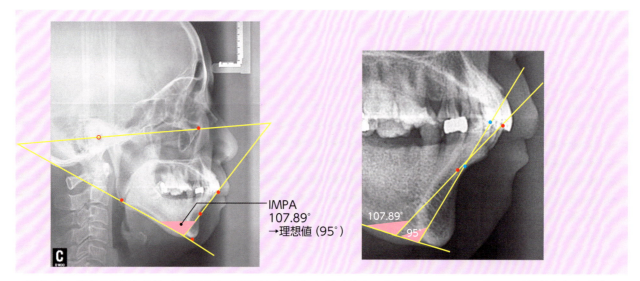

図2-7 術前のIMPAの値（107.89°）を理想値（95°）に近づける．それによりセファロ上では下顎前歯部を舌側に4mm傾斜させることになる．L1-Apoラインが7.21-4=3.21に変化することでより正常値に近づくことになる．

する．それに伴い下顎前歯部の叢生を解消した状態で残存歯の排列を行った．それにより矯正治療後の下顎両側臼歯部の位置を確定しプロビジョナルを製作した（図2-8）．次に，セットアップモデル上のプロビジョナルを初診時の模型上にトランスファーしサージカルガイドを完成させた．正確にトランスファーするためには，初めの模型の欠損部にドットを形成しておく必要があり，それにより粘膜上の位置を確定させた．このインプラントの植立位置が，矯正治療後の歯列を予見する考えから見出された補綴主導型の治療におけるインプラント植立位置と考えた（図2-9）．

サージカルガイドを利用して，下顎両側臼歯部の適切な位置にインプラントを植立した（図2-10）．下顎のインプラントの免荷治癒期間中に，挺出している上顎右側

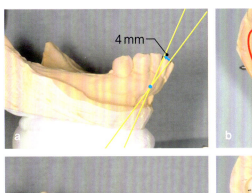
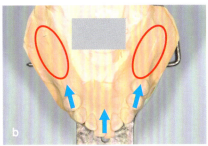
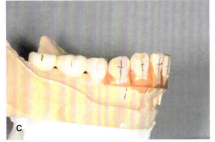
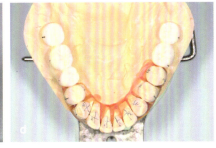

図2-8 サージカルガイドの製作方法. 下顎前歯部を舌側に4mm傾斜させ (a・b), 叢生を是正したセットアップモデル上にて下顎両側臼歯部にプロビジョナルを製作する (c・d).

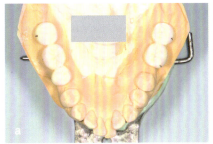
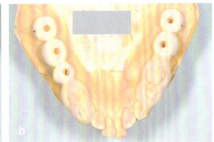

図2-9 サージカルガイドの製作方法. プロビジョナルを初診時の模型にトランスファーし, サージカルガイドを製作する. 正確にトランスファーするためには, 初めの模型の欠損部にドット (図2-8赤丸部) を形成しておく必要がある.

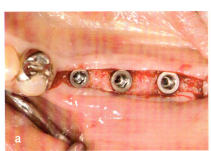
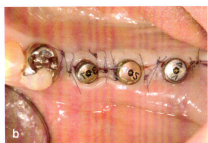
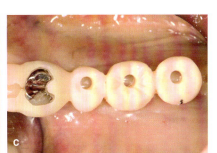
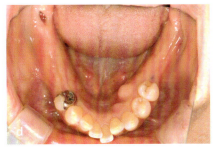
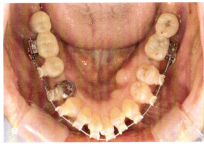

図2-10 サージカルガイドを利用して, 適切な位置にインプラント植立し, 矯正治療の固定源として活用する.

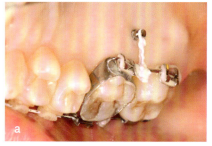
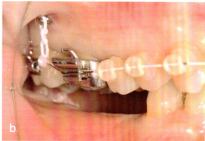
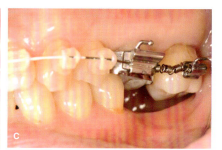
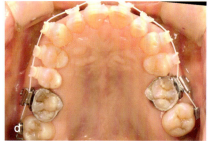
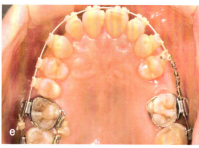

図2-11 7 6| の頬側および口蓋側にTADを設置し（a・b），上顎右側臼歯部の圧下を開始した．同時にオープンコイルスプリングにて上顎左側臼歯部のアップライトを開始した（c・d）．|5 にインプラントを埋入可能な間隙が得られてきたことが認められる（e）．

術前　　　　　　　　　　　　　術中　　　　　　　　　　　　　矯正治療終盤

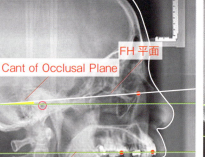
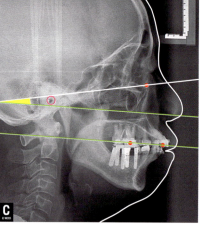
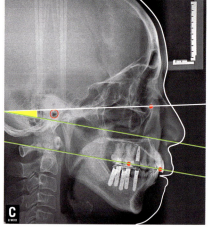

術中

	Mean	Analysis	S.D.
SNA	81.30	80.33	-0.36
SNB	78.75	73.21	-2.04
ANB	2.56	7.12	4.22
U1-SN	104.50	109.72	1.69
IMPA	96.77	107.89	1.73
FMIA	56.89	41.52	-1.04
SN-Md	32.90	39.29	0.12
L1-Apo	4.00	7.21	2.14
E Line-Lower Lip	0.90	6.81	2.57
McNamara Line-A	1.00	-0.93	-0.04

矯正治療終盤

	Mean	Analysis	S.D.
SNA	81.30	80.96	-0.13
SNB	78.75	73.82	-1.82
ANB	2.56	7.15	4.25
U1-SN	104.50	104.67	0.03
IMPA	96.77	97.13	0.06
FMIA	56.89	51.27	-0.39
SN-Md	32.90	40.36	1.46
L1-Apo	4.00	5.40	0.93
E Line-Lower Lip	0.90	1.80	0.57
McNamara Line-A	1.00	-0.31	-0.78

図2-12 術前・術中・矯正治療終盤のセファロエックス線写真の変化．Cant of Occlusal Planeは4.0°から11.9°（日本人女性の平均値；11.6°）に変化した．軟組織に関しては，口腔周囲筋の緊張状態が緩和されてきている．

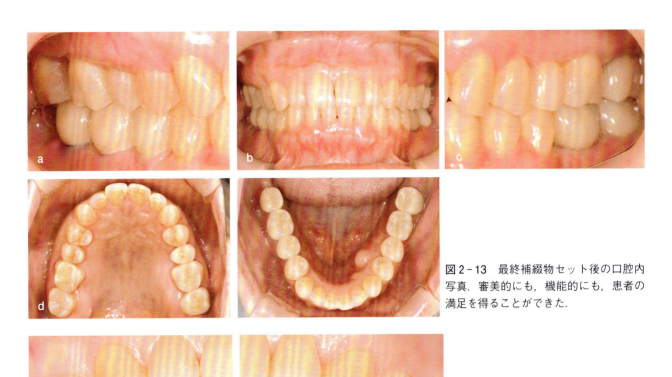

図2-13 最終補綴物セット後の口腔内写真．審美的にも，機能的にも，患者の満足を得ることができた．

図2-14 左右の偏心位におけるガイドの状態．M型の犬歯ガイドとした．

* Cant of Occlusal Plane：
  フランクフルト平面を基準とした咬合平面傾斜角．

大臼歯部の圧下と |67 のアップライトの矯正治療を開始した．|67 の頬側および口蓋側にTADを設置し，上顎右側臼歯部を圧下した．さらに，オープンコイルスプリングにて上顎左側臼歯部のアップライトを開始した（図2-11）．|5 部にインプラントを埋入するための間隙が生じてきたのが確認できた．

右上臼歯部を圧下していくうえで重要なことがあった．図2-5において設定した仮想咬合平面をどこに設定するかである．その決定方法には，フランクフルト平面と咬合平面の成す角度，いわゆるCant of Occlusal Plane*を用いることにした．初診時は4.0°だった角度を，徐々に理想咬合をもつ日本人女性の平均値である11.6°に近づけた（図2-12）．最終的なプロビジョナルでこの角度を確認した後に最終補綴へと移行していくが，ここでセファロ上の軟組織の形態に着目すると，口唇の突出感がなくなり口腔周囲筋の緊張が緩和された状態が確認できた．

最終補綴物装着時の口腔内写真を図2-13に提示する．正中は一致し，偏心位においては左右とも M 型の犬歯ガイド，いわゆる後方へのブレーシングイコライザーにしており，早期の臼歯離開咬合が達成された（図2-14）．非常によく噛めるとのことで，患者の主訴が大きく改善し，審美的にも機能的にも患者の満足を得ることができる治療結果となった．治療後のエックス線写真を図2-15に呈示するが，上下顎の

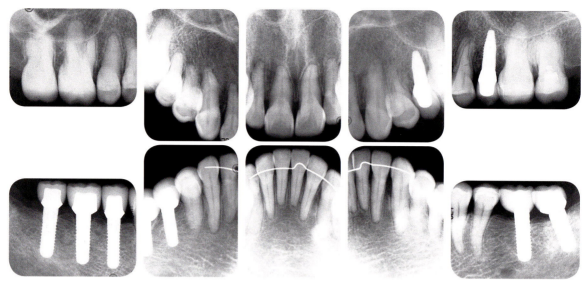

図2-15 最終補綴物装着後のエックス線写真．適切な位置にインプラントが植立されていることが認められる．周囲骨の状態も安定している．

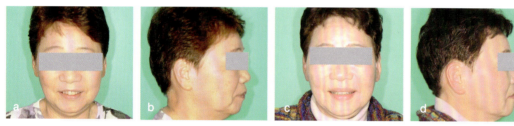

図2-16 治療前後の顔貌写真．a・b：治療前，c・d：治療後．口腔周囲筋が機能的に働くことにより，皮膚に張りが出てきている．

インプラントが適正な位置に植立されていることが確認できる．周囲骨の状態も安定している．術前後の顔貌の変化は，咬合力の向上により口腔周囲筋が発達し健康的な口元になり，皺線もなくなったり，皮膚に張りが出てきたとのことで患者の満足を得ることができた．

術前後のセファロ分析値の比較を図2-17に提示する．治療計画上，重要視してきたIMPAとL1-Apoが正常値に近似しており，下顎前歯部の傾斜と位置が是正されたことが確認できる．また，セファロの重ね合わせから，臼歯部欠損に伴う咬合高径低下による顎関節へのコンプレッション（過大な負荷）も解消されていることが認められる．

TADとインプラントを活用した矯正治療の意義と問題点

TADもしくはインプラントを活用した矯正治療の意義と問題点について整理してみたい（**表2**）．まず，固定源としての信頼性に関しては，TADよりもインプラン

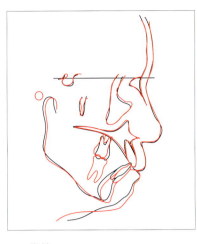

図2-17 治療前後のセファロの重ね合わせ（黒線：術前，赤線：術後）とセファロ分析値の変化．IMPA および L1-Apo の値から下顎前歯部の位置が正常化した．臼歯部が欠損し咬合高径が低下したことによる顎関節へのコンプレッションも，解消されていることが認められる．

術前

	Mean	Analysis	S.D.
SNA	80.09	81.44	0.39
SNB	76.04	74.31	-0.50
ANB	4.05	7.12	
U1-SN	107.94	110.83	0.59
IMPA	95	107.89	
FMA	26	30.59	
SN-Md	30.01	38.19	2.00
L1-Apo	4.0	7.21	2.14
E Line-Lower Lip	0.9	6.81	2.57
McNamara Line-A	1.00	0.00	-0.5
McNamara Line-Po	-3.0	-15.54	-6.27
Wits	-2	4.26	3.13

術後

	Mean	Analysis	S.D.
SNA	80.09	81.45	0.39
SNB	76.04	75.45	0.17
ANB	4.05	8.53	
U1-SN	107.94	106.30	0.33
IMPA	95	97.13	
FMA	26	31.65	
SN-Md	30.01	38.73	2.14
L1-Apo	4.0	4.43	0.29
E Line-Lower Lip	0.9	1.80	0.39
McNamara Line-A	1.00	1.05	0.03
McNamara Line-Po	-3.0	-14.4	-5.7
Wits	-2	6.56	4.28

表2 TADとインプラントを利用した矯正治療の意義と問題点

	TAD	インプラント
固定源としての信頼性	信頼性あり	非常に高い信頼性
治療順序	TADを利用した矯正後に	インプラント植立後に
インプラントの植立位置は？	矯正後の欠損部に植立	矯正後の欠損歯の位置を想定して植立
垂直的な咬合支持能力	非常に乏しい	非常に高い信頼性
咬合挙上能力	間接的には可能	非常に有効

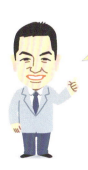

安定した咬合支持や咬合高径の挙上が必要な場合は，インプラントの埋入を優先させる．

トのほうが信頼性が高い．TADはしばしば脱離による問題があり，複数回の植立を余儀なくされることもある．しかし，TADを活用して残存歯の動的矯正治療をある程度終了し，欠損部位に対するインプラントポジションが明確になるほうが，補綴をする立場からは治療が容易であることに間違いない．

それに対し，矯正治療をするうえでは，TADよりも非常に信頼のおける絶対的固定源としてのインプラントを利用できれば，矯正治療はある程度容易であろう．しかし，矯正後の欠損歯の位置を矯正治療前に予想するのは容易なことではない．矯正治療により下顎位そのものが変化することもあるであろうし，矯正治療により残存歯が思うように動かない場合もある．さらに，矯正治療中にインプラントの上部構造であるプロビジョナルの咬合面を歯列に合わせて調整することも肝要である．また，歯の欠損，動揺，う蝕，咬耗等により咬合高径の低下を招いた患者に対して，矯正や補綴のために咬合高径を挙上することが歯科臨床においては多く見受けられる．そのための咬合挙上能力や垂直的な咬合支持能力はインプラントのほうが非常に有効と言えるであろう．

Chapter 8 の参考文献

1) Reitan K：Some factors determining the evaluation of forces in orthodontics. Amer J Orthodont, 43：32-45, 1957.
2) Deguchi T, Takano-Yamamoto T, Kanomi R, Hartsfield JK Jr, Roberts WE, Garetto LP：The use of small titanium screws for orthodontic anchorage. J Dent Res, 82：377-381, 2003.
3) Kyung HM, Park HS, Bae SM, Sung JH, Kim IB：Development of orthodontic micro-implants for intraoral anchorage. J Clin Orthod, 37：321-328, 2003.
4) Maino BH, Bednar J, Pagin P, Mura P：The spider screw for skeletal anchorage. J Clin Orthod, 37：90-07, 2003.
5) Wu TY, Kuang SH, Wu CH：Factors associated with the stability of mini-implants for orthodontic anchorage：a study of 414 samples in Taiwan. J Oral Maxillofac Surg, 67 (8)：1595-1599, 2009.
6) 倉島晃一：歯界展望別冊　一般臨床家が行う成人の歯科矯正治療. 49-59, 医歯薬出版, 東京, 1980.
7) 山道信之, 糸瀬正通：サイナスフロアーエレベーション. クインテッセンス出版, 東京, 2008.
8) Tsui WK, Chua HD, Cheung LK：Bone anchor systems for orthodontics application: a systematic review. Int J Oral Maxillifac Surg, 41 (11)：1427-1438, 2012.
9) Kanenari Yamamichi：The alveolar dimension change follow socket preservation. Q Dental Implantology, 15 (1)：51-56, 2008.
10) 相馬邦道, 飯田順一郎, 山本照子, 葛西一貫, 後藤滋巳 編著：歯科矯正学 第5版. 医歯薬出版, 東京, 2008.
11) 小出 馨 編：補綴臨床別冊／臨床機能咬合学. 医歯薬出版, 東京, 2009.
12) 金成雅彦：欠損歯列におけるインプラント治療と矯正治療の組み立て. 歯界展望, 123 (6)：1098-1116, 2014.

本書のまとめ

　一般開業医の歯科医院を訪れる患者は，さまざまな主訴を抱いている．われわれ臨床家はその患者の訴えを医療面接にて理解し，個々の患者に対し適切な歯科治療を施行すべく日々の臨床に取り組んでいる．歯科治療の内容は，保存，歯周，矯正，外科，補綴等多岐に及んでおり，さまざまな治療ステップを組み立てながら治療計画を立案する．よりよい治療を施術するためには，すべての局所的，包括的歯科治療の実践を可能にすることで，理想的な治療結果に結び付くように感じている．

　その中で矯正治療は，"一種特別な歯科治療"と捉えられてしまっている可能性があることは否めない．しかし，包括的歯科治療に矯正治療を組み入れることには，大きな意義があるように思う．下の図をみていただきたい．この患者は歯科的介入をしていなくても，このような良好な歯列を保持している．理想的な歯列を有している患者は，各歯科医院にどの程度の割合で存在しているであろうか．多くの患者がさまざまな歯列不正を持ち合わせているであろう．そのすべての患者に，矯正専門医のみで歯列不正を是正することは非常に困難だと考える．ゆえに一般臨床家も自らプライヤーを持ち，矯正治療に携わっていただきたい．

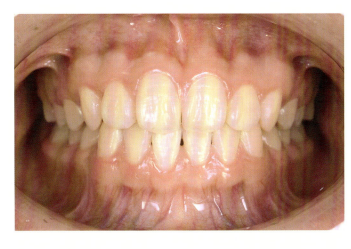

図　15歳，男子．歯科的介入をしていないが，理想的な歯列に近い状態である．このような歯列を保持している患者は少ない．

本書では，TAD に焦点を当てて矯正治療に関して執筆させていただいた．TAD を利用することにより，臨床の幅が広がっていくと確信している．Part Ⅰ では **Chapter 1** から，TAD の基本的な内容を含め論じてみたが，基本的な術式が非常に重要であるとともに，TAD を活用できない場合に次の一手が打てる技術を持つことも大切である．歯を喪失することによる対合歯の挺出や隣在歯の傾斜をはじめとする歯列不正は，臨床の場でよく直面するであろう．また，埋伏歯の好発部位である犬歯を牽引し咬合に参与させることは，患者のすべての歯の予知性を向上できるということに異論はないであろう．

　Part Ⅱ においては，全顎的に多くの問題を抱えている患者の症例を提示させていただいた．当院における治療ステップ以外にもさまざまなアプローチ法があると思う．どのような治療法であったとしても，最終的に患者の満足を得ることができれば，大きな意義があるように感じる．

　ある師匠の先生から『木を見ずに森を見ろ』と言われたことがある．大局的な視点を忘れずに，最終的な治療結果をよりよいものに近づけることで，患者の QOL の向上に少しでも寄与できるように今後も研鑽していきたい．

INDEX

あ
圧下　020
アップライトスプリング　029
アンカーロス　010, 033
安全域　023
インターディシプリナリーアプローチ　089
Lループ　30
エングラム　024, 099
遠心移動　040
オープンコイルスプリング　031, 106

か
顎外固定装置　013
過剰歯　078
機能圧　028
クローズドコイルスプリング　092
咬合平面の改善　024
交叉咬合　056
固定源の消費　010, 033
コンベックスタイプ　100
根面被覆術　082, 085

さ
サジタルアプライアンス　041
作用点　063
歯科矯正用アンカースクリュー　011
歯周病患者へのTAD埋入　092
若年者に対するTAD　017
ジャスパージャンパー　041
集合性歯牙種　078
床矯正装置　041
ジョンズジグ　041
セクショナルアーチ　068
絶対的固定源　010, 026
セルフタッピング　011, 016
セルフドリリング　011, 015

叢生　040
側方拡大　041

た
脱離　014, 017
Tweedの三角　103
TAD除去　017
TADの欠点　013, 014
TADの適応症　012, 013
TADの破損　019
TADの利点　013, 014
ディスキング　041
ディスタルジェット　041
トランスパラタルアーチ　013, 041
トルクコントロール　022

は
バーティカルオープンループ　073
ハーブスト　041
パイロットドリル　014, 016
歯の移動の難易度　012, 013
ピエゾ　022
ピッグテール　015, 063
ヘッドギア　041
Hellman（ヘルマン）の咬合発育段階　057
ペンデックス　041
包括歯科治療　089

ま
埋伏歯　066
麻酔　038
マルチブラケットシステム　041

や
火傷　017

ら
力点　063
リップバンパー　013, 041
リンガルアーチ　013, 041, 063
濾胞性歯嚢胞　075

数字・欧文
2×4　073
3 incisors　041
ACCO（Acrylic Cervical Occipital）　041
Anterior Component Force　029
Arch Length Discrepancy　040
Cant of Occlusal Plane　107
COT（Comprehensive Orthodontic Treatment）　026, 047
DELA　041
Double J Retractor　050, 053
E Line-Lower Lip　102
FMA　103
FMIA　103
GMD（Greenfield Moler Distalizer）　041
IMPA　102
IRTA（Invisible Root Torquing Auxiliarie）　082
L1-Apo　102
Lateral Protrusive Tooth Guidance　054, 072, 083
LOT（Limited Orthodontic Treatment）　020, 026, 047
MBS　041
MDD（Molar Distal Device）　048
TAD　011
TPA　013, 041
Twinforce　041

PROFILE

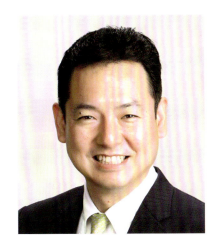

金成　雅彦（かねなり　まさひこ）

略歴
平成3年　九州歯科大学卒
平成3年　山口市の鳥羽歯科医院勤務
平成7年　防府市にてクリスタル歯科開業
平成23年　歯学博士取得

所属学会
IPOI学会指導医
日本臨床歯周病学会　歯周インプラント認定医
日本顎咬合学会　咬み合わせ認定医
日本口腔インプラント学会会員
日本歯周病学会会員
AAP（American Academy of Periodontology）会員
AO（Academy of Osseointegration）会員

所属スタディーグループ
JUC（Japan United Colleagues）理事
OJ（Osseointegration study club of Japan）専務理事
経基臨塾
上水塾

TAD（Temporary Anchorage Device）の活かし方
――歯科矯正用アンカースクリューによる圧下，アップライト，牽引から全顎治療まで

2019年7月17日　第1版第1刷発行　　　　　　　＜検印省略＞

著者　金成雅彦

発行者　髙津征男

発行所　株式会社ヒョーロン・パブリッシャーズ

〒101-0048　東京都千代田区神田司町2-8-3　第25中央ビル
TEL 03-3252-9261～4　振替 00140-9-194974
URL：https://www.hyoron.co.jp　E-mail：edit@hyoron.co.jp

印刷・製本：錦明印刷

©KANENARI Masahiko, 2019 Printed in Japan
ISBN978－4－86432－052－8　C3047
落丁・乱丁本は書店または本社にてお取り替えいたします．

本書の複製権，翻訳権，翻案権，上映権，貸与権，公衆送信権（送信可能化権を含む）は，(株)ヒョーロン・パブリッシャーズが保有します．本書を無断で複製する行為（コピー，スキャン，デジタルデータ化など）は，著作権法上の限られた例外（私的使用のための複製）を除き禁じられています．また私的使用に該当する場合でも，請負業者等の第三者に依頼して上記の行為を行うことは違法となります．

JCOPY　＜(社)出版者著作権管理機構　委託出版物＞
本書を複製される場合は，そのつど事前に(社)出版者著作権管理機構（Tel 03-3513-6969, Fax 03-3513-6979, e-mail：info@jcopy.or.jp）の許諾を得てください．